頻尿 尿もれ

自力で克服！

泌尿器科の名医陣が教える

最新 1分体操 大全

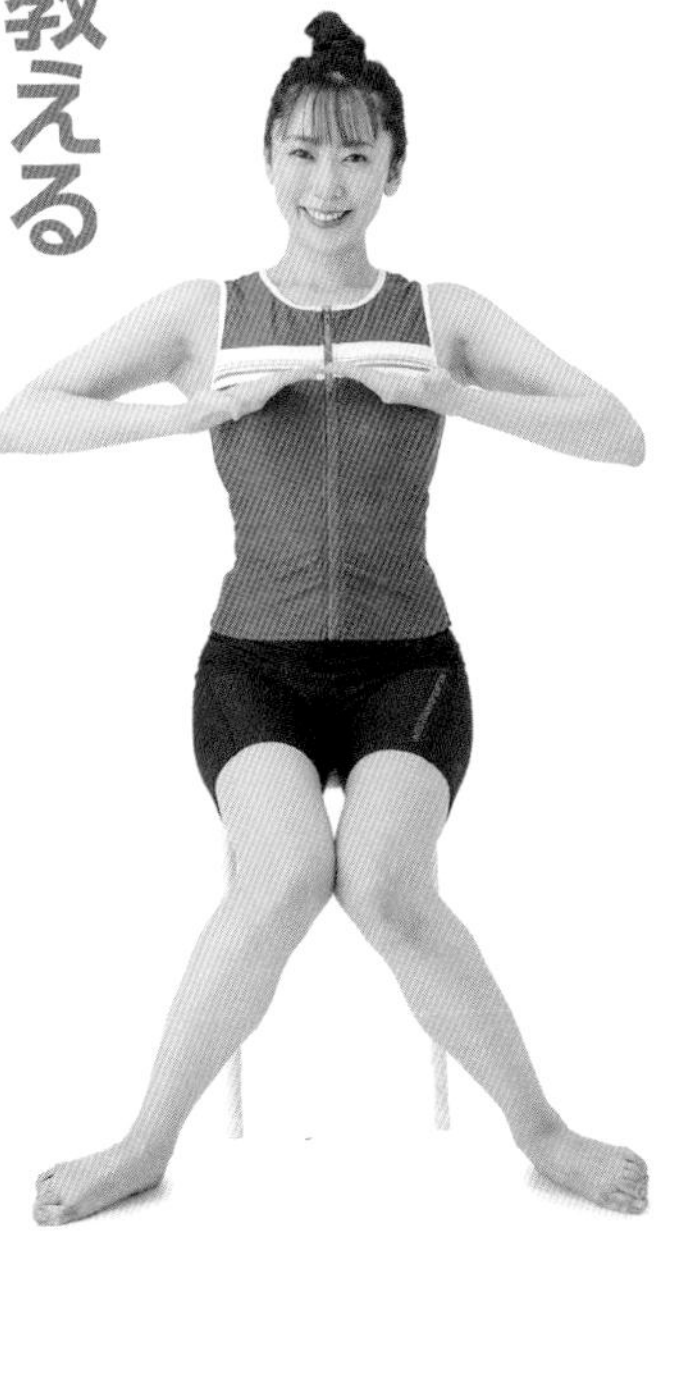

文響社

あなたの頻尿・尿もれはいつ、どんな場面で起こる？

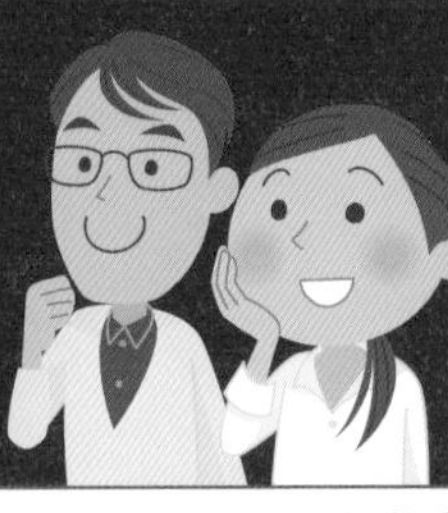
急に尿意を催す、
笑うともれる
トイレが近い、
夜中に何度もトイレに起きる……

セルフ診断 オール図解

日本大学医学部泌尿器科学系
主任教授 髙橋《たかはし》 悟《さとる》

友人や家族にさえ気軽に相談しにくい症状の代表といえば、頻尿・尿もれではないでしょうか。しかし、悩んでいるのはあなただけではありません。日本では高齢化が進むにつれ、頻尿・尿もれに悩む人が激増しています。でもご安心ください。本書を手に取り、この文章を読んでいる時点で、あなたは改善の可能性が高いといえます。頻尿・尿もれは「治したい」という思いを行動に移し、セルフケアを実践する人ほど改善しやすいからです。

次の一歩は、あなたの頻尿・尿もれがどのようなタイプかを知ることです。実は頻尿・尿もれといっても複数のタイプがあり、敵（タイプ）の姿を知らなければ、有効な手立ては打てません。

まずは、あなたの頻尿・尿もれがいつ、どんな場面で起こっているかを、3～8㌻の1～6を参考に振り返ってみましょう。そして、症状に合ったセルフケアを試してください。本書にはセルフケアの方法がたくさん紹介されています。さあ、今日から頻尿・尿もれの解消に向けて着実な歩みを重ねましょう。

1 急な尿意に襲われる人は…

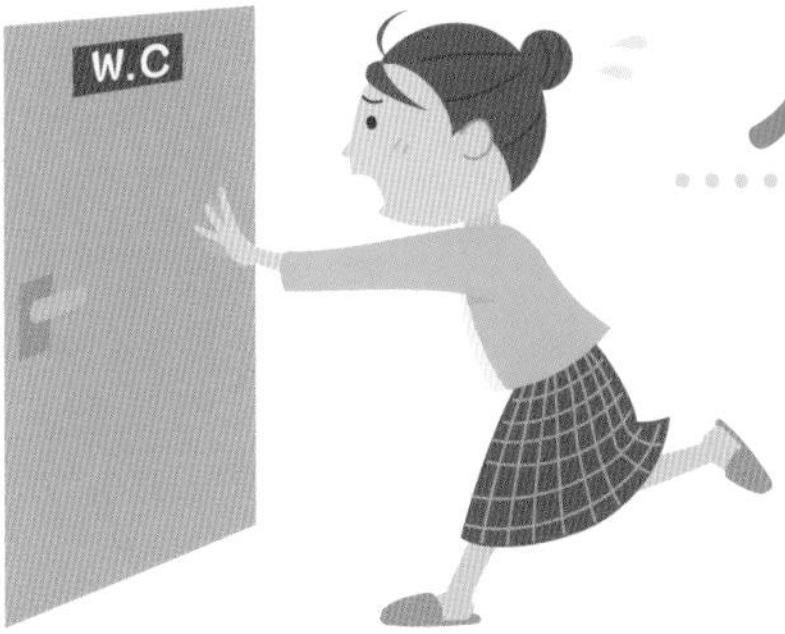

過活動膀胱 あるいは 過活動膀胱を合併した前立腺肥大かも？

膀胱《ぼうこう》が敏感になり、少量の尿がたまったり、体が冷えるなどの刺激を受けたりしただけで膀胱が異常に収縮し、急に尿意が起こる状態（尿意切迫感）。

トイレが近いために、下記のような不安を抱えていませんか？

- 高速道路の渋滞が怖い
- 映画館で作品に集中できない
- 美容院や理容室が不安
- スポーツを思いきり楽しめない
- 外出先でいつもトイレばかり探す
- 山登りなどトイレの少ない場所に行くのが心配　　など

主な原因

- 膀胱の硬直
- 蓄尿センサーの異常
- 骨盤底筋の衰え
- 加齢や冷え

……ほか

くわしくは２章（過活動膀胱）または６章（前立腺肥大）を参照

※３～８㌻の診断はあくまで目安です。確定診断は病院で受けてください。

2 急に尿意を覚え

我慢できずに
もれる人は…

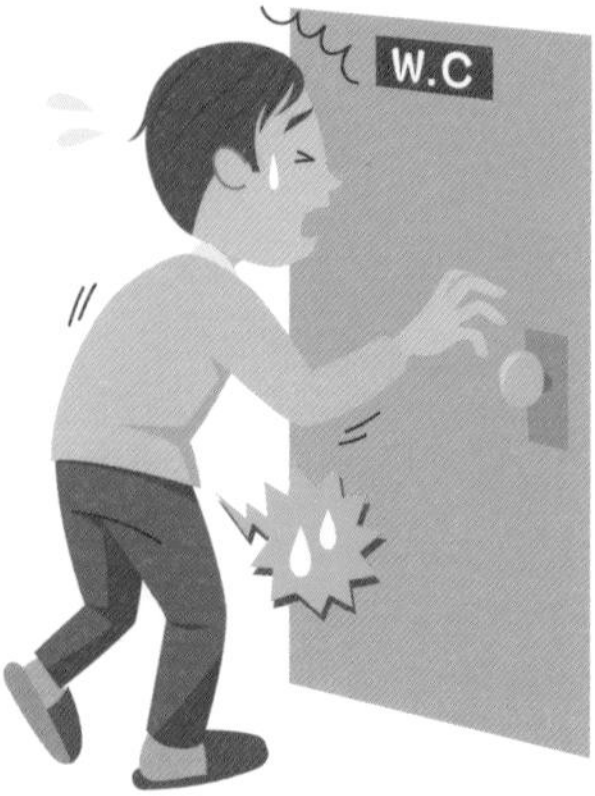

過活動膀胱　あるいは
前立腺肥大かも？

突然、「おしっこがしたい！」と思ってトイレに駆け込むけれど、
間に合わなくてもれてしまう（切迫性尿失禁）。

こんな場面でもれやすくなります

- 帰宅して玄関のカギを
  あけようとしたとき
- トイレで下着を下ろそうとしたとき
- 冷たいドアノブに手をかけたとき
- 水で手を洗ったとき
- シャワー音を聞いたとき　　など

主な原因

- 重症の過活動膀胱（過活動膀胱を放置し、悪化した状態）
- 前立腺《ぜんりつせん》肥大による尿道や膀胱の圧迫

……ほか

くわしくは２章（過活動膀胱）または６章（前立腺肥大）を参照

3 おなかに力が入るともれる人は…

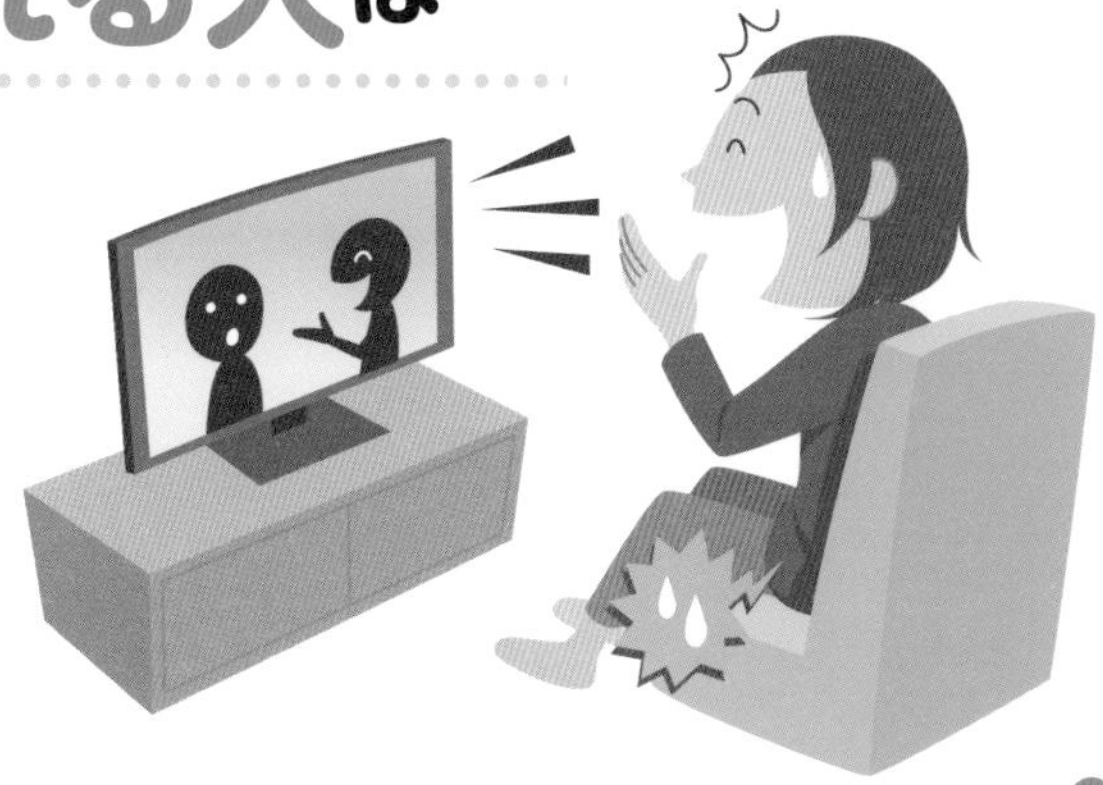

腹圧性尿失禁　かも？

何かのきっかけでおなかに力が入ったときなど、腹圧が高まったときに起こる。女性に最も多いタイプの尿もれ。

こんな場面でもれやすくなります

- せきやくしゃみをしたとき
- 重い荷物を持ったとき
- おなかに力を入れるスポーツをしたとき
- つまずいたとき
- 階段を上り下りしたとき
- 大笑いしたとき　など

主な原因

- 膀胱や尿道を支える筋肉「骨盤底筋」の衰え
- 尿道を締める役割をする「尿道括約《かつやく》筋」の衰え

……ほか

くわしくは3章を参照

4 尿がチョロチョロもれる人は…

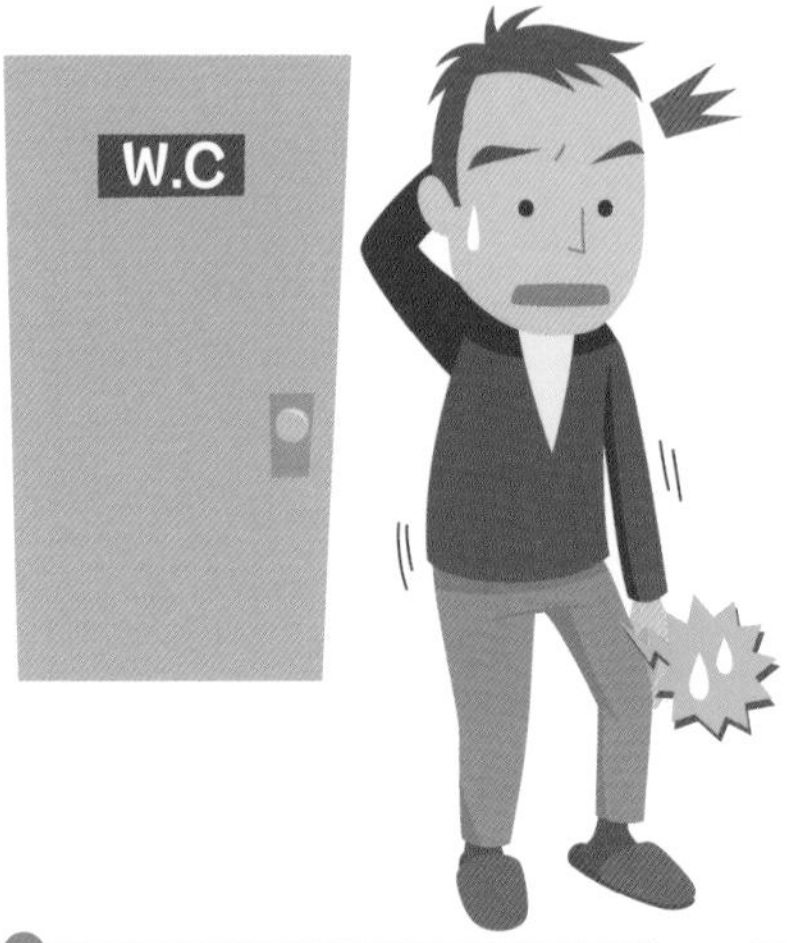

前立腺肥大あるいは骨盤臓器脱かも？

トイレに行きたいと思っていないのに、いつもチョロチョロと尿がもれる（溢流《いつりゅう》性尿失禁）。高齢の男性に多い。

下記のような悩みが聞かれます

- 気づかないうちに下着がぬれていた
- 尿が少しずつしか出ない
- 力を入れないと排尿できない

など

主な原因

- 前立腺肥大や骨盤臓器脱による尿道の圧迫
- 膀胱の収縮力の低下

……ほか

くわしくは6章（前立腺肥大）または4章（骨盤臓器脱）を参照

5 夜中（就寝中）にトイレに行く人は…

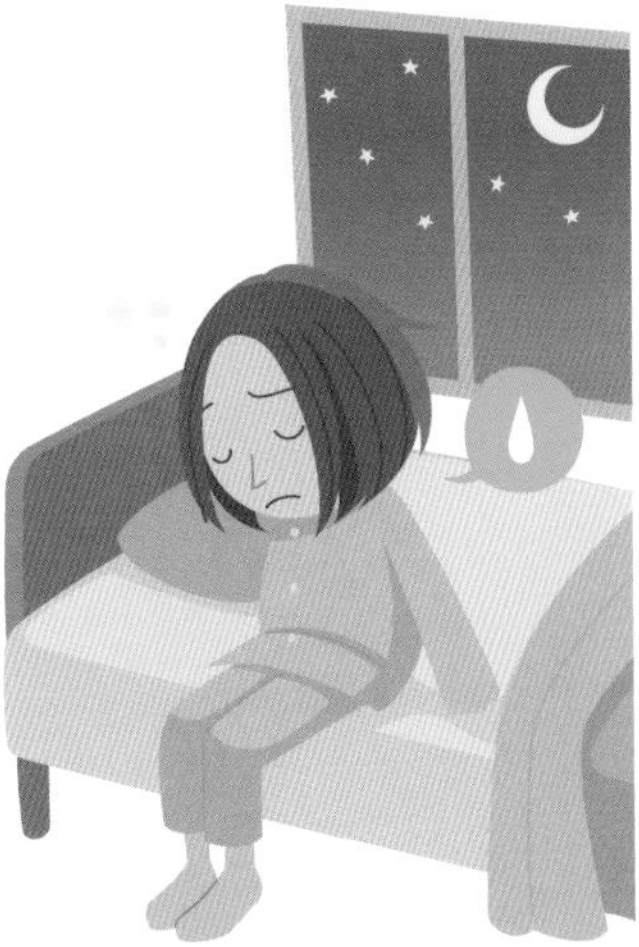

過活動膀胱 あるいは ひざ下のむくみかも？

就寝後にトイレのために１回以上起きなければならず、日常生活に支障をきたす状態（夜間頻尿）。

下記のような悩みが聞かれます

- 夜中に目が覚めるので日中眠たい
- 熟睡感がない
- 夜中トイレに行くとき、転倒しかかった
- 朝起きたときに体がだるい

など

主な原因

- 水分のとりすぎ
- 運動不足
- 過活動膀胱や膀胱炎などで膀胱にためられる尿量が減少
- 加齢や睡眠の質の低下

……ほか

くわしくは５章を参照

6 笑うともれる・急にもれるなど

あらゆる場面でもれる人は…

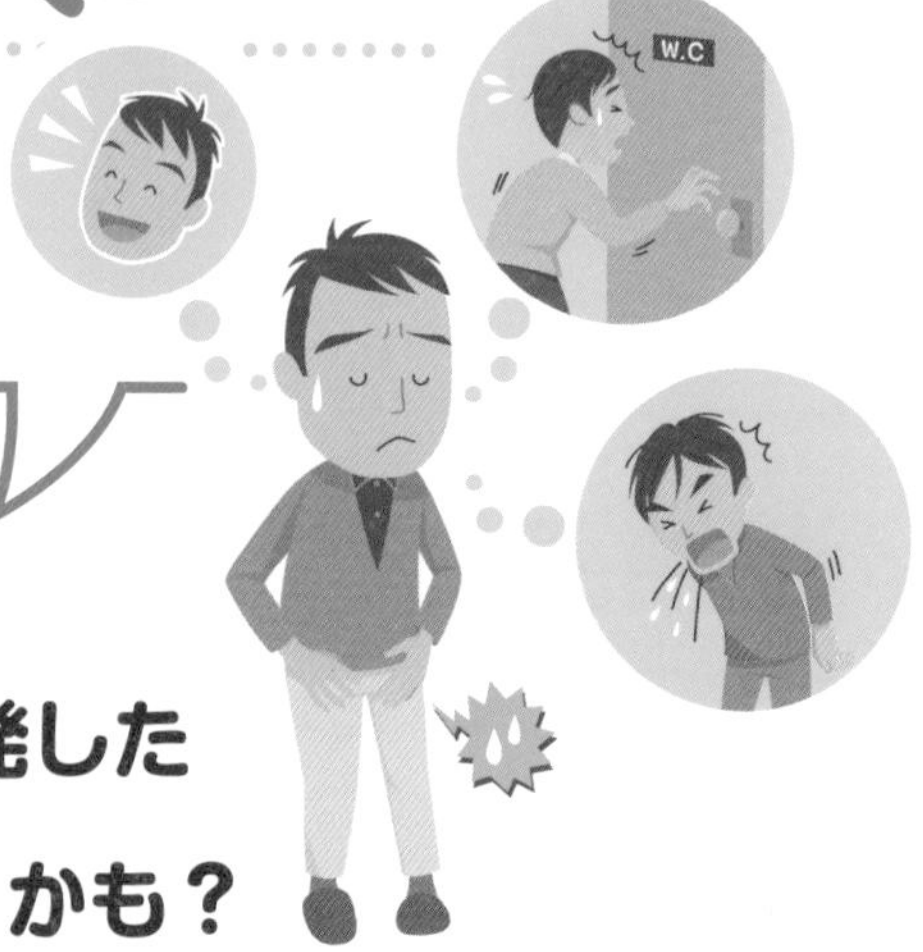

過活動膀胱による切迫性尿失禁に腹圧性尿失禁も併発した混合性尿失禁かも？

「腹圧性尿失禁」と「切迫性尿失禁」の両方の症状がある状態（2タイプの特徴があるため、混合性と呼ばれる。このタイプがとても多い）。

下記のような悩みが聞かれます

- せきやくしゃみでもれる
- 重い荷物を持つともれる
- 体が冷えるともれる
- 尿意が我慢できずにもれる　　など

主な原因

- 腹圧性尿失禁と切迫性尿失禁の原因と同じ
……ほか

くわしくは2章（過活動膀胱）と3章（腹圧性尿失禁）を参照

頻尿・尿もれになりやすいのは、どんな人？

頻尿・尿もれに悩む人と全く悩まない人の違いはどこにあるのでしょうか。主な違いをあげてみました。

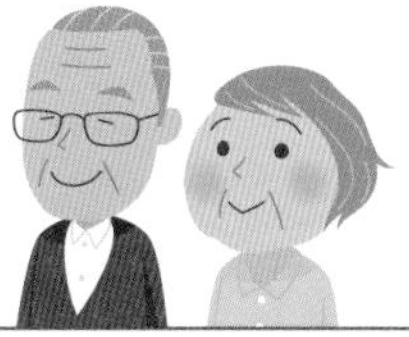

中高年　骨盤底筋が加齢で衰えやすくなる

太っている人　脂肪が骨盤底筋に負担をかけてゆるみやすくなる

便秘の人　排便のときにいきんで腹圧がかかる

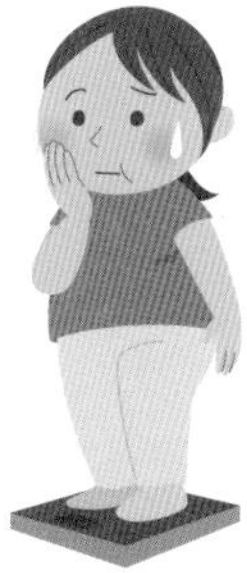

ストレスを感じやすい人　自律神経が乱れ、排尿コントロールがうまくいかなくなる

運動不足の人　骨盤底筋が衰えたり、体が冷えて膀胱に悪影響を与えたりする

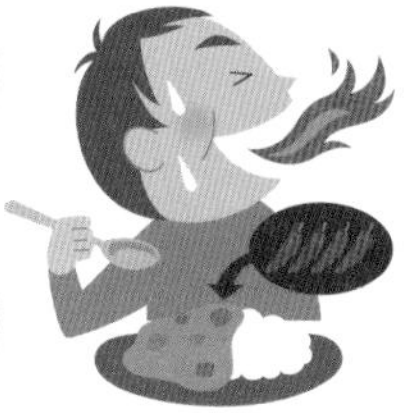

辛い物など刺激の強い食事が好きな人　膀胱が刺激される

長時間座りっぱなしの仕事　下半身の血流が悪化し、水分が下半身にたまりやすくなる

お酒が好き　飲みすぎて多尿になる

放置してはダメ！

頻尿や尿もれに痛みや血尿を伴う人は 今すぐに医療機関を受診しましょう！

頻尿や尿もれは、中高年なら誰にでも起こりうる症状です。そのためか、「年のせい」と軽く考える人がおおぜいいます。しかし、これまで述べたように加齢だけが原因ではなく、さらには重病が隠れている場合もあります。

例えば、頻尿や尿もれに加え、排尿時に痛みや血尿などがあるときは膀胱《ぼうこう》がんや前立腺《ぜんりつせん》がんの可能性があります。残尿感があるときは膀胱炎かもしれません。

尿は健康のバロメーターです。いつもとは違う、気になる症状があるときは、必ず医療機関を受診してください。原因を明らかにし、適切な治療を受けることが肝心です。

こんな頻尿・尿もれは重病のサインかも？

頻尿に加えて、排尿時の痛みや残尿感がある

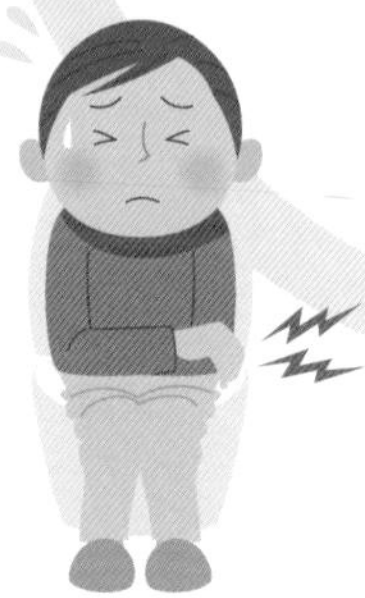

細菌性の膀胱炎かも

尿道内になんらかの理由で大腸菌などが侵入し、膀胱に炎症が起こる病気。排便時のふき方や性行為が原因になることもあるが、疲労がたまって免疫力が低下すると感染しやすくなる。

膀胱におしっこがたまると下腹部が痛い。残尿感もある

間質性膀胱炎かも

膀胱に原因不明の炎症が起こり、膀胱の知覚が過敏になって、頻尿や痛みが起こる。細菌性の膀胱炎では尿を出し終わるときに痛むのに対し、間質性膀胱炎では膀胱に尿がたまると痛むのが特徴。

腹部や腰、背中に痛みがあり血尿や膿《のう》尿※がある。排尿時の痛みがある

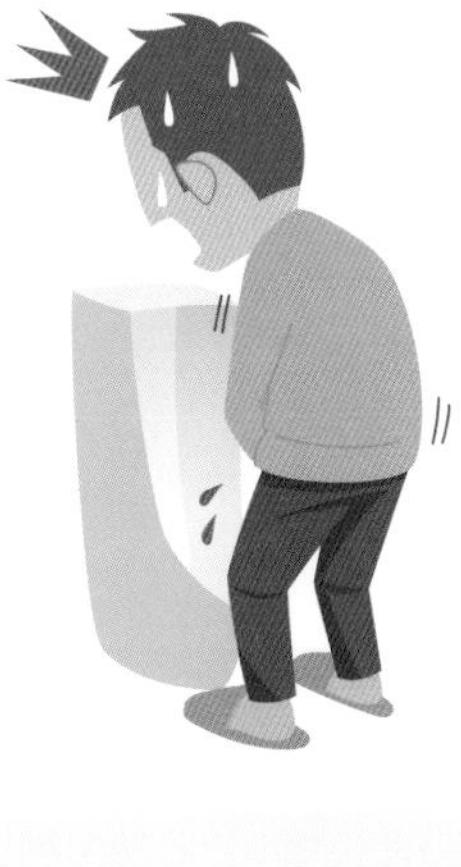

尿路結石かも

尿に含まれる水に溶けにくい成分が腎《じん》臓や膀胱で結晶化したものが尿路結石。これが尿の通る道につまると、尿の流れが妨げられ、激しい痛みを生じる。

※ 膿《うみ》がまじって白濁した尿

頻尿に加え、血尿や排尿時の痛みがある

膀胱がん・前立腺がんの可能性も

膀胱がんは膀胱の壁の内側に発生するがんで、再発率が高い。前立腺がんは前立腺の中にできるがんで、ゆっくり進行することが多い。

はじめに

「トイレが近い」「尿意を我慢できずにもらしてしまう」「せきやくしゃみをしたり笑ったりすると尿がもれる」「尿のキレが悪い」「残尿感がある」……。こうした**尿トラブルは、年齢を重ねるとともに増えていきます**。

尿には体内の老廃物や毒素、余分な水分を体外に排泄《はいせつ》するという重要な役割があります。そのため、「おしっこを正常に出す」という行為は、とても大切です。ところが、私たちは排泄行為を恥ずかしいものと考えて、隠そうとする傾向にあります。そのせいでしょうか。**頻尿や尿もれで悩んでいても、「恥ずかしい」「年だからしかたない」といった理由で病院へ行かず、症状の改善をあきらめている人がおおぜいいます**。

しかし、対策をせずに尿トラブルを抱えたままでいると、外出しにくくなって「旅行に行けない」「電車に乗れない」「友達とも会えない」といった状況に陥り、ＱＯＬ（生活の質）が低下します。症状そのものも、放置すればするほど悪化する可能性があります。すると、人生の楽しみがますます減ってしまいます。おそらくみなさんは、そうした人生を望んではいないでしょう。

だからこそ、今すぐ対策をしてほしいのです。尿トラブルについては、症状を抑える有効な薬が複数ありますし、体への負担が少ない手術法も開発されています。また、自宅でできる体操や生活習慣の見直しで改善するケースも少なくありません。

頻尿や尿もれに悩む人は、まずは**医療機関を受診**し、何が原因かを確かめてください。医療機関を受診することは、決して恥ずかしいことではありません。尿トラブルには多くの人が悩まされており、隠すようなことではないのです。

そして、**尿トラブルについての正しい知識を持つことも大切**です。正しい知識をもとに日常生活を送るだけでも、症状の改善が期待できます。**本書では、頻尿や尿もれについての基本的な知識のほか、運動や食事、生活習慣の見直しといった改善に役立つセルフケアも多く紹介しているので、参考にしてください。**

平均寿命は年々延びつづけ、人生100年時代がもうそこまできています。尿トラブルを克服して人生をいきいきと楽しく過ごすためにも、本書を役立てていただければ幸いです。

日本大学医学部泌尿器科学系主任教授　髙橋　悟

目次

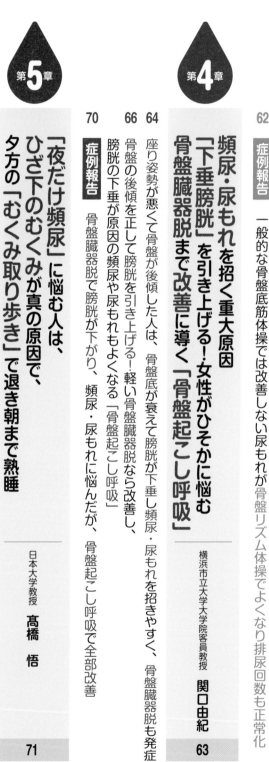

第1章 最新情報

頻尿・尿もれの克服には患者さん自身が行う「運動療法」が重要！

なのに、知らずに放置して悪化を許す人が多い

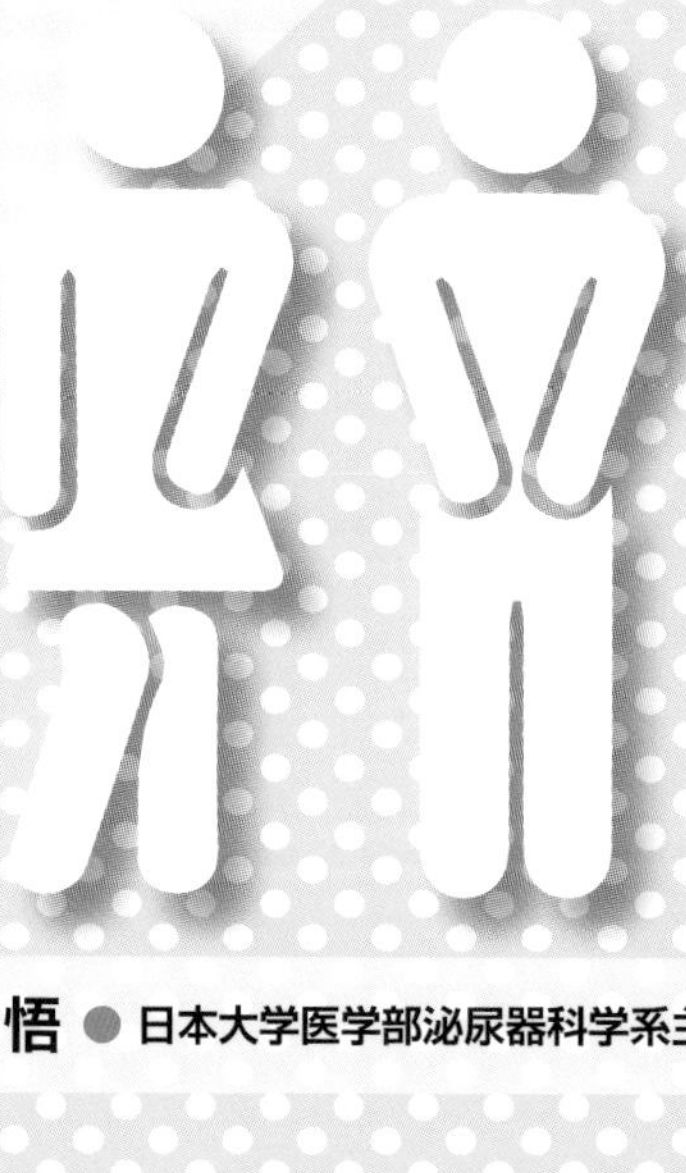

髙橋 悟 ● 日本大学医学部泌尿器科学系主任教授

「頻尿・尿もれは加齢が原因だから治せない」は誤り！ 患者さん自身が行う運動こそ最良の改善策で、泌尿器科学会も推奨

私は、泌尿器科《ひにょうき》の専門医として頻尿や尿もれに悩む患者さんを日々診療しています。そこでいつも感じるのは、症状が悪化してからやっと医療機関を受診する人が多いということ。「年だからしかたない」と考え、改善をあきらめている患者さんがおおぜいいるのです。しかし、**頻尿や尿もれは老化現象ではなく「病気」**です。そのため、**大半は治療や対策を行えば改善できます**。ぜひこのことを前提に、本書を読み進めてください。

さて、みなさんは排尿のしくみをご存じですか。尿は腎臓《じん》で作られ、膀胱《ぼうこう》に一時的に貯蔵されます。膀胱に一定量の尿がたまると、その情報が脳に伝わり、尿意として認識されます。そしてトイレへ行って排尿する環境が整うと、脳から指令が出て膀胱が収縮し、尿道の筋肉がゆるむことで尿が排出されるのです。

このしくみが正常に働けば、尿意を感じても我慢できます。**日中の平均的な排**

尿回数は5～7回で、「力まずに尿が出せる」「尿に勢いがあって途切れない」「排尿後すぐにトイレに行きたくならない」のが正常な状態です。逆に、このしくみに異常をきたすと**「頻繁に尿意を催す」「尿がもれる」「残尿感がある」といった尿トラブルを生じます。**

尿トラブルを抱える人の推定人数

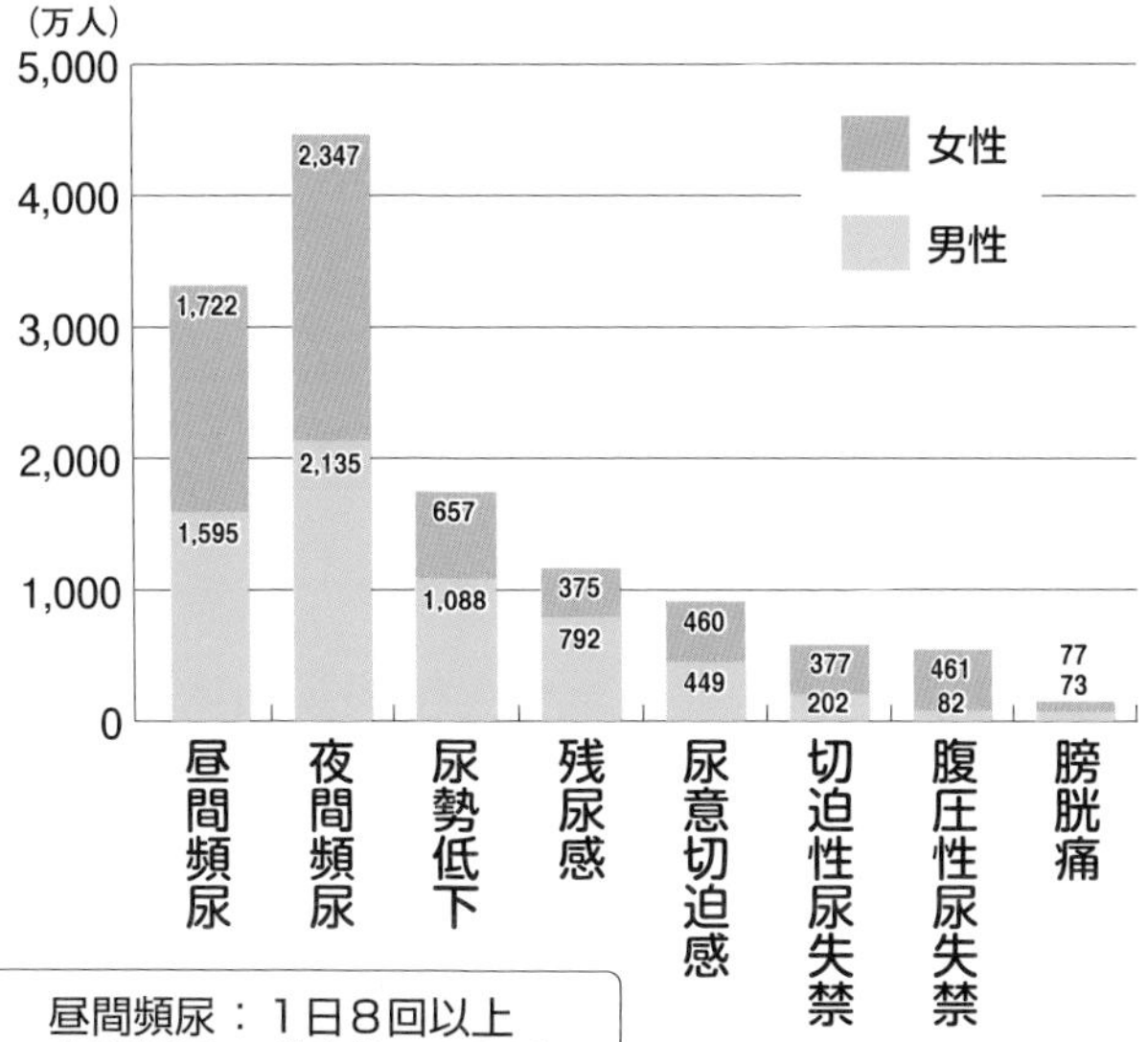

昼間頻尿：１日８回以上
夜間頻尿：就寝後１回以上
その他　：週１回以上

出典：「排尿に関する疫学的研究」
日本排尿機能学会誌
14(2)：266-277,2003.を改変

日本排尿機能学会が行った調査によると、尿トラブルを抱えている人は年齢を重ねるにつれて増加し、**60歳以上では約78％に上る**ことがわかりました。男女ともに最も多い悩みは**夜間頻尿**で、推定で約４５００万人が悩んでいるとされます。次に多いのが**日中の頻尿（昼間頻尿）**で、患者数は約３３００万人と推定されています。

一方で、**医療機関を受診している人はわずか18％**と少なく、受診しない理由を聞くと「年を取れば当然」「病気

医療機関を受診しない理由

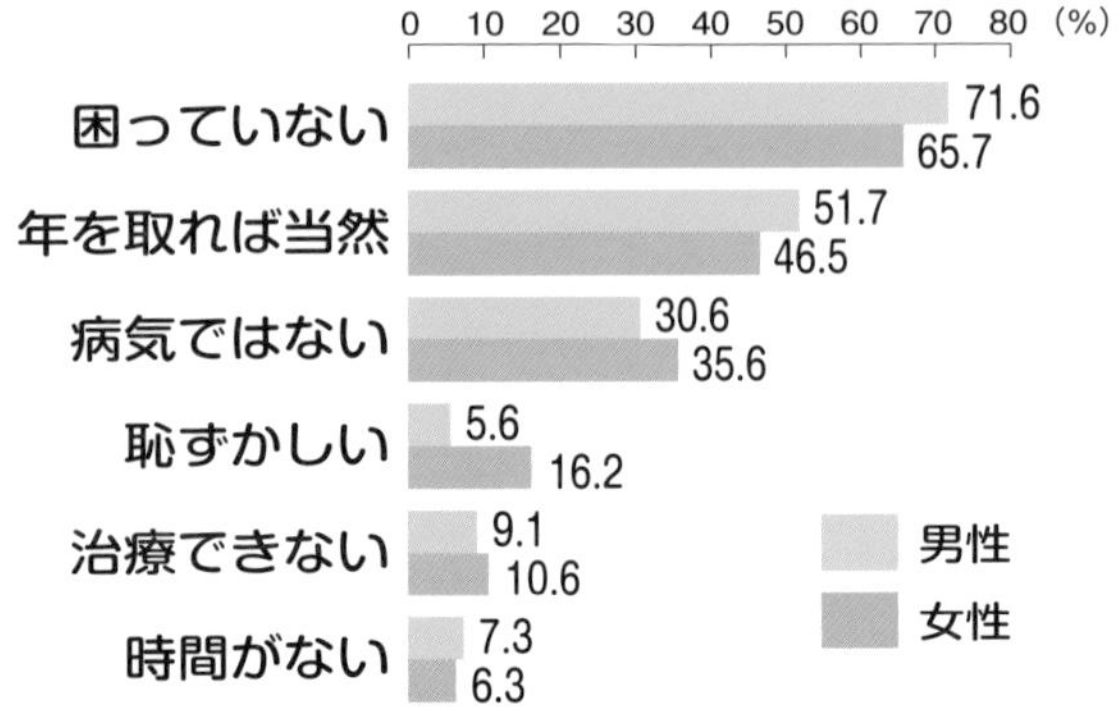

0 10 20 30 40 50 60 70 80 (%)
困っていない 71.6 65.7
年を取れば当然 51.7 46.5
病気ではない 30.6 35.6
恥ずかしい 5.6 16.2
治療できない 9.1 10.6
時間がない 7.3 6.3
男性
女性

出典：「排尿に関する疫学的研究」日本排尿機能学会誌14(2)：266-277,2003.を改変

ではない」と答えた人が多かったのです。**女性の場合、「恥ずかしい」という理由も多く見られます。**しかし冒頭で述べたとおり、**頻尿や尿もれは単なる老化現象ではない**ので、症状に合わせた治療や対策で改善が可能です。

そのさい、**特に大切なのは患者さん自身が、運動や生活習慣の見直しを行う「セルフケア（行動療法）」**です。この点は、プライマリケア医*や日本泌尿器科学会に所属する医師などが、患者さんの治療法を決定するさいに使う**ガイドライン（「夜間頻尿診療ガイドライン」や「女性下部尿路症状診療ガイドライン」など）でも明示**されています。

ガイドラインとは、エビデンス（科学的根拠）をもとに、最適な治療法を提示する文書のこと。ガイドラインで推奨されているということから、行動療法が治療においていかに重要かがおわかりいただけるでしょう。**体への負担も副作用もほぼなくて、薬物療法などのほかの治療とも併用できる**ので、頻尿・尿もれの治療の基本とされているのです。

＊ 身近にあってなんでも相談に乗ってくれる総合的な医療を行う医師

頻尿・尿もれは放置すれば悪化することも多く、昼は外出できずに引きこもり、夜は不眠に陥り、うつも招いて全身の老化を早める元凶

頻尿や尿もれの大半は、命にかかわる病気ではありません。だからといって、**我慢していても自然に治る病気ではなく、放置すると徐々に悪化する**ことも多々あります。**日常生活に支障をきたし、さまざまな悪影響を及ぼす**ので注意が必要です。

例えば、どこへ行くにもトイレが気になるため、すぐにトイレに行くのが難しいバスや車、電車などの乗り物の利用をためらうようになります。友人たちとのおしゃべりも心から楽しめず、友人と会うのを控えがちになるでしょう。旅行も、尿意を気にして飲み物を制限したり、常にトイレの場所を探したりしなければならず、不安ばかりを感じるようになります。このように**外出時の不安が強まると、家に引きこもりがちになってしまうのです。**

仕事や家事にも影響を与えます。仕事中に何度もトイレへ行くせいで集中でき

なかったり、会議中に尿もれが心配になったりするかもしれません。掃除や買い物がおっくうになることもあるでしょう。自分自身が情けなくなって気分が落ち込み、**うつ状態に陥る人もいます**。

夜間頻尿があると熟睡できなかったり、トイレに行ったあとに再び寝つけなかったりして、**睡眠不足に陥る人が少なくありません**。そのため、疲れが取れず、一日中だるさを感じるようになります。さらに高齢者の場合は、夜間に寝ぼけたままトイレに行くと、**転倒して骨折し、寝たきりになる危険も増します**。

このように、**頻尿や尿もれを放置すると、身体面・社会面・精神面でさまざまな悪影響が現れます。ＱＯＬ（生活の質）が著しく損なわれ、全身の老化を早めることにも**つながりかねません。そのため、早めの対処が肝心です。

まずは、**泌尿器科《ひにょうきか》に行き、専門医に診《み》てもらってください**。恥ずかしい気持ちはわかりますが、あなただけが悩んでいるわけではないので勇気を出して、まずは医療機関を受診しましょう。実は私自身もときどき頻尿には悩まされており、適切な治療とセルフケアを行っています。恥ずかしがる必要はありません。**頻尿や尿もれという病気は、自分でできる対策がたくさんある**ので、みなさんもぜひ今日から取り組んでみてください。

第2章

中高年男女の頻尿・尿もれの重大原因「過活動膀胱」が改善！ 膀胱の柔軟性が回復し尿をしっかりためられる体になる特効体操を続々発見

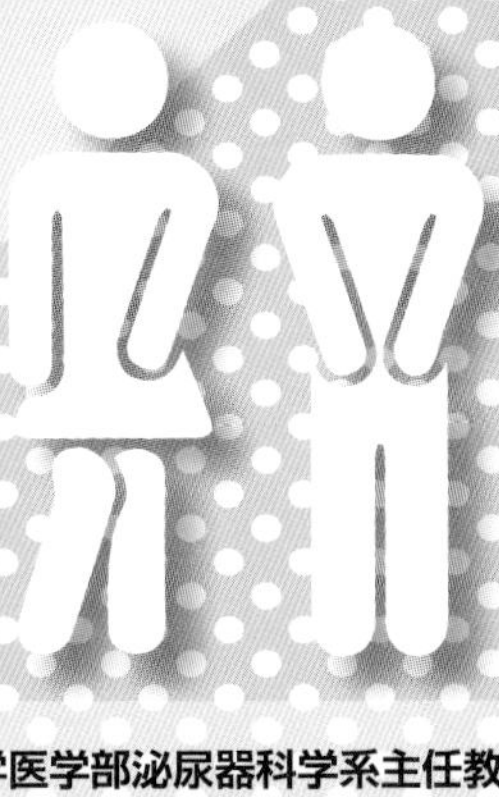

髙橋　悟 ● 日本大学医学部泌尿器科学系主任教授
近藤幸尋 ● 日本医科大学大学院医学研究科男性生殖器・泌尿器科学教授
野村昌良 ● 亀田総合病院ウロギネ科部長・ウロギネセンター長
皆川倫範 ● 信州大学医学部泌尿器科学教室講師
関口由紀 ● 横浜市立大学大学院医学部泌尿器病態学講座客員教授

膀胱が勝手に収縮し尿をためられなくなる「過活動膀胱」で頻尿になる人が激増中で、放置すると突然もれる切迫性尿失禁が多発

排尿の回数が多い症状を「頻尿」、トイレに間に合わず尿がもれてしまう症状を「尿もれ」といいますが、ひと口に頻尿や尿もれといっても原因はさまざまです。**「突然に尿意を感じて、我慢できない」**……そうした症状を伴う頻尿や尿もれの場合は、**「過活動膀胱《ぼうこう》」**の可能性が高くなります。

過活動膀胱とは、膀胱に尿を十分にためられなくなる病気です。膀胱は一時的に尿をためておく臓器で、一定量の尿がたまると脳に信号が送られ、尿意が起こります。そして、トイレへ行って排尿の準備が整うと、膀胱が収縮して尿を出すしくみになっているのです。ところが、過活動膀胱になると、尿が十分にたまっていないのに膀胱が勝手に収縮し、排尿の準備が整っていないのに排尿しようとします。

急に強い尿意が起こる「尿意切迫感」が主症状で、冷たい水に触ったり、水が

過活動膀胱は加齢に伴い増加する

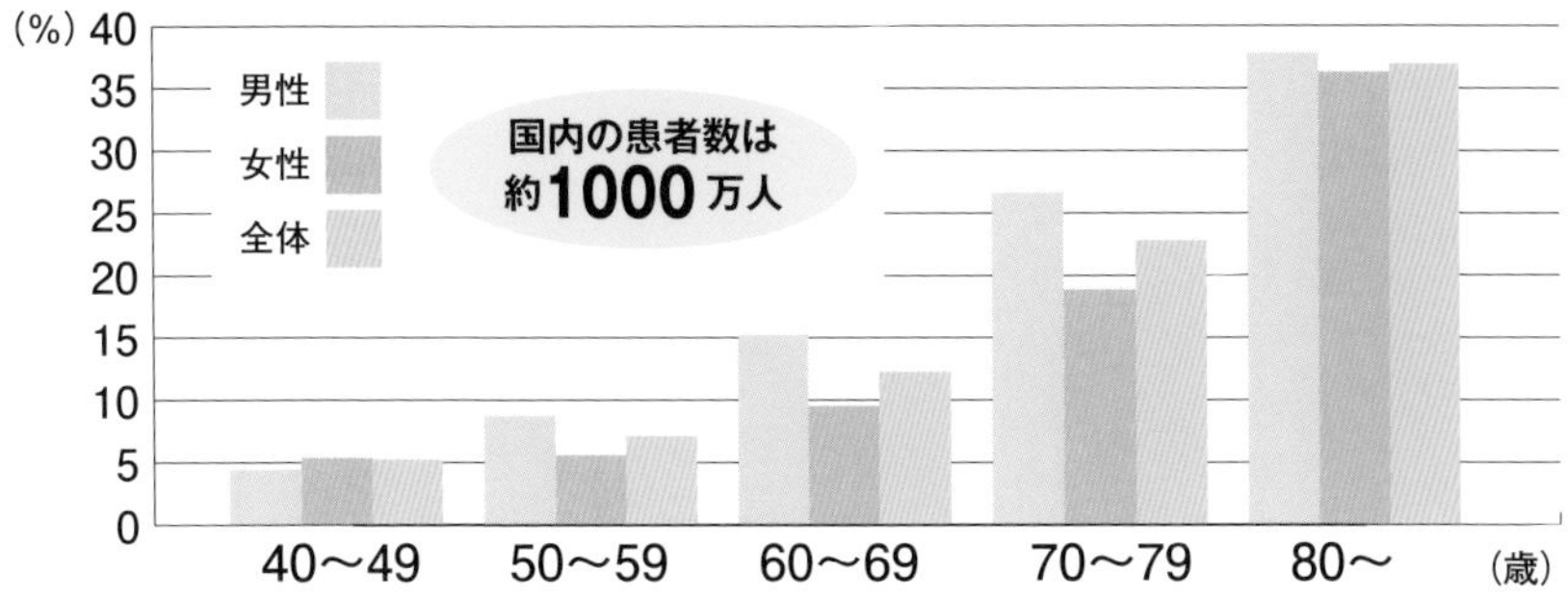

調査から、40歳以上の日本人の12.4%（8人に1人）が過活動膀胱の症状を持っていることがわかっている。

出典：「排尿に関する疫学的研究」日本排尿機能学会誌14(2):266-277, 2003.を改変

流れる音を聞いたりするだけで尿意が生じることもあります。**多くのケースで頻尿を伴い、昼夜を問わずトイレが近くなります。頻尿の目安は、日中の排尿が8回以上（昼間頻尿）、または就寝中の排尿が1回以上（夜間頻尿）です。過活動膀胱が進行すると、激しい尿意でトイレに間に合わずもらしてしまう「切迫性尿失禁」が多発します。**

日本排尿機能学会が実施した調査によると、**40歳以上の12・4％に過活動膀胱の症状があると**わかりました。現在の日本の人口に換算すると、患者数は約1000万人と推定されます。男女ともに起こる病気ですが、切迫性尿失禁を伴うケースは特に女性に多く見られます。**患者数は加齢とともに増加し、80代では、ほぼ3人に1人が過活動膀胱による尿トラブルを抱えている**と考えられます。

（髙橋　悟）

過活動膀胱はいまだ謎が多いが、主に❶膀胱の柔軟性の低下、❷蓄尿センサーの異常、❸骨盤底筋の衰え が関係して発症

過活動膀胱《ぼうこう》という病気は、まだわかっていないことがたくさんあります。特に、原因については謎《なぞ》が多いのですが、主に①**膀胱の柔軟性の低下**、②**蓄尿センサーの異常**、③**骨盤底筋の衰え**が関係していることが知られています。

まず、①の膀胱の柔軟性の低下については、血流不足が関係していると考えられます。膀胱は筋肉でできていますが、血流が不足すると筋肉が硬くなって膀胱の柔軟性が失われます。すると、**膀胱がふくらまなくなって尿を十分にためられなくなる**のです。血流が悪くなる原因には、運動不足やストレス、生活習慣の乱れ、加齢などがあげられます。

同様に、血流が低下すると②の蓄尿センサーの異常を引き起こす可能性があります。私たちの膀胱には、尿がたまると「そろそろ、おしっこをしたほうがいいですよ」という情報を脳へと送る、蓄尿センサーともいうべき神経が通っていま

す。一定量の尿がたまると、膀胱内の末梢《まっしょう》神経が刺激を受け、この刺激が脳に伝わって尿意が起こるのです。排尿のさいは、脳が出した排尿命令が膀胱の神経に伝わり、膀胱が収縮して尿を押し出します。ところが血流が低下するとこうした神経の働きにも異常をきたし、**蓄尿センサーが誤作動を起こし、尿が十分たまっていないのに膀胱が排尿の準備を始めてしまう**のです。蓄尿センサーの異常は、血流の低下以外に、加齢などが原因でも起こります。

③の骨盤底筋は、子宮や膀胱、尿道などを支えている筋肉で、出産や加齢が原因で衰え、過活動膀胱の原因になります。

（近藤幸尋）

過活動膀胱症状チェック票（OABSS）

病院でも使う過活動膀胱のチェック票です。以下の症状がこの1週間でどれくらいの頻度であるか、最も近い状態を1つ選んでください。

質問	症状	点数	頻度
1	朝起きてから寝るまでに、何回排尿をしましたか？	0	7回以下
		1	8～14回
		2	15回以上
2	夜寝てから朝起きるまでに、何回くらい尿をするために起きましたか？	0	0回
		1	1回
		2	2回
		3	3回以上
3	急に尿がしたくなり、我慢が難しいことがありましたか？	0	なし
		1	週に1回より少ない
		2	週に1回以上
		3	1日1回くらい
		4	1日2～4回
		5	1日5回以上
4	急に尿がしたくなり、我慢できずに尿をもらすことがありましたか？	0	なし
		1	週に1回より少ない
		2	週に1回以上
		3	1日1回くらい
		4	1日2～4回
		5	1日5回以上
合計点			点

判定		
尿意切迫感スコア（質問3）が2点以上かつ合計スコアが3点以上	➡	過活動膀胱の可能性がある
合計点数が5点以下	➡	軽症
合計点数が6～11点	➡	中等症
12点以上	➡	重症

※ あくまでも目安です。確定診断は病院で受けてください。

出典：「女性下部尿路症状診療ガイドライン」（第2版）を改変

過活動膀胱の治療では薬物療法を行うが、薬で一時的によくなっても根本解決にはならず、行動療法が不可欠

過活動膀胱《ぼうこう》の治療の基本は薬物療法で、抗コリン薬やβ《ベータ》3作動薬が主に使われます（薬物療法については、１１８ページも参照）。抗コリン薬は、膀胱の過剰な収縮を防ぐ働きのある薬です。ただし、薬が効きすぎると排尿時の収縮も弱くなるため、残尿量が増えることがあります。一方、β3作動薬は膀胱の筋肉をゆるめることで、ためられる尿の量を増やす薬です。

薬による治療は効果的ではありますが、薬物療法は症状を軽減させる対症療法であって、原因を根本的に取り除けるわけではありません。そのため、**薬の服用とともに、骨盤底筋を鍛える運動を行ったり、頻尿や尿もれを招く生活習慣を見直したりするセルフケア（行動療法）が不可欠です。薬物療法は、運動や生活習慣の見直しなどと併用して行うことで、効果が高まる**とわかっています。自分でできる対策から、毎日の生活に取り入れてみてください。

（近藤幸尋）

過活動膀胱の改善には第1に蓄尿力アップの「おしっこ我慢」が有効。膀胱の柔軟性が回復し排尿間隔が延びる

さて、ここからは過活動膀胱《ぼうこう》の対策について解説していきます。まず、実践していただきたいのが、**「おしっこ我慢（膀胱訓練）」**です。

やり方は簡単です。尿意を感じてもトイレには行かず排尿を我慢し、排尿の間隔を少しずつ延長していきます。過活動膀胱の主原因には、膀胱の柔軟性の低下がありますが、**排尿を我慢し、ためられる尿量を増やして柔軟性を取り戻そうというのが「おしっこ我慢」の目的**です。

我慢できないときは、無理せずトイレに行ってください。最初は3分間我慢するのを目標にして、慣れてきたら徐々に我慢する時間を延ばしましょう。継続して行うと膀胱に柔軟性が戻って、まるで水風船のように膀胱がふくらみ、尿をためられるようになります。

ただし、おしっこ我慢で効果が期待できるのは、過活動膀胱による尿意切迫感

や頻尿の場合です。**膀胱炎や前立腺《ぜんりつせん》肥大の人が行うと、症状を悪化させることもあるので、病院で過活動膀胱と診断された人が医師の指導のもと、実践するのが基本になります。**

さて、おしっこ我慢と同時に行っていただきたい対策が、**自分の排尿状態を把握するために排尿日誌をつけること**です。

用意するものは、５００ミリリットルくらいの計量カップ（ペットボトルの上部を切って、50ミリリットルずつ目盛りをつけて代用してもいい）と排尿日誌の記録用紙です。記録用紙は日本排尿機能学会のホームページからダウンロードできますが、35ページをコピーして使うといいでしょう。記録方法は34ページを参考にしてください。

おしっこ我慢を行うさいは、まず初めに排尿日誌をつけて、自分の排尿間隔を確認してみましょう。**一般に、排尿の間隔が4時間くらいになると、トイレの心配をせずに日常生活を送れるようになります。**排尿の間隔が短い人は、４時間を最終的な目標にして、少しずつ訓練するといいでしょう。

排尿日誌は、おしっこ我慢だけではなく、そのほかのさまざまな体操を行うさいに必要不可欠です。記録すると、成果が目に見えてわかるため、やる気や自信にもつながるでしょう。

（髙橋　悟）

おしっこ我慢のやり方

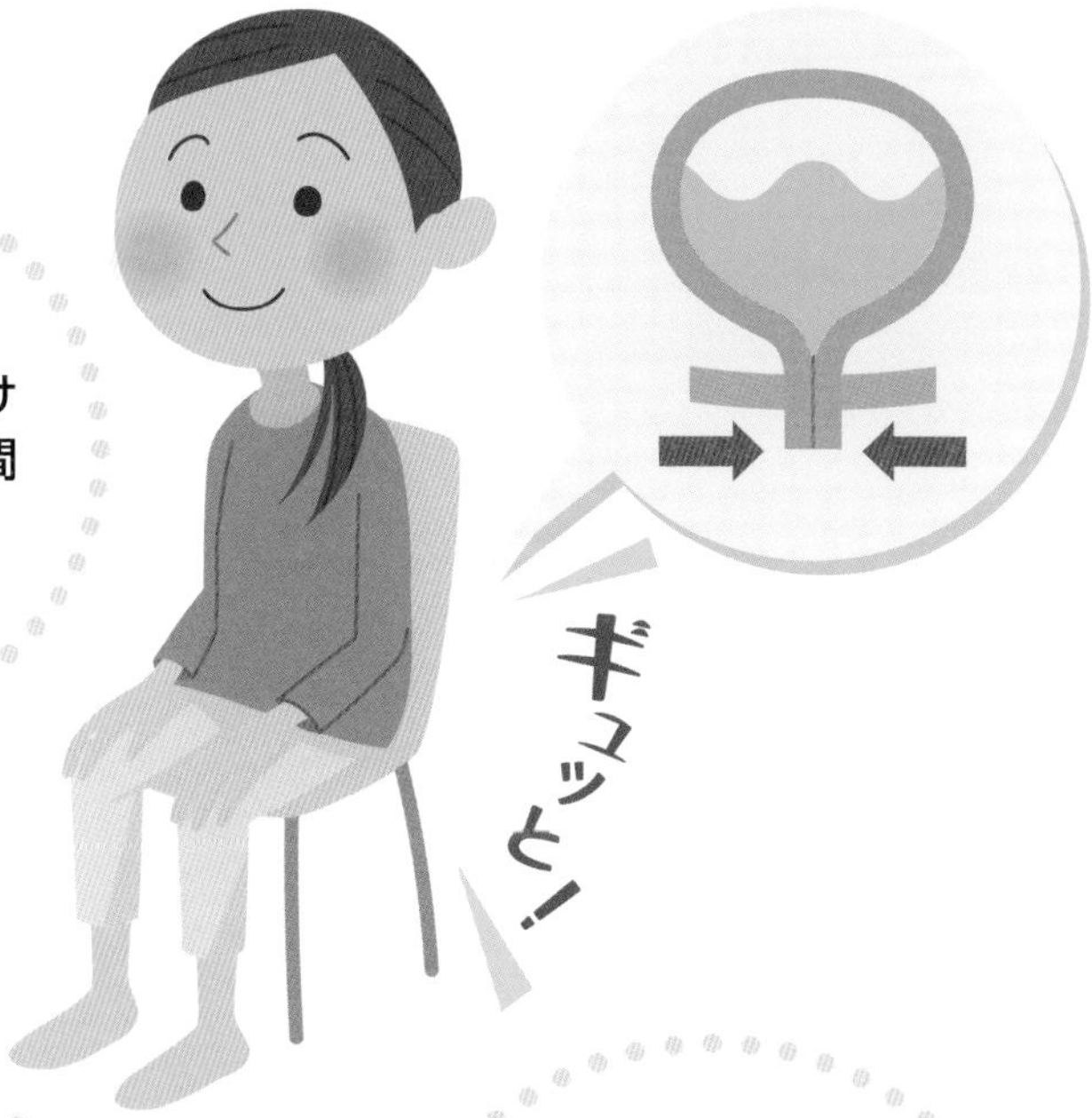

❶
排尿日誌をつけて、自分の排尿間隔を把握する。

❷
尿意を感じたら落ち着いてイスに座り、尿を膀胱内にせき止めるイメージで尿道をグッと締めて3分間我慢する。

❸
3分たったらトイレへ行って排尿し、排尿記録をつける。我慢できたら、5分、10分、15分…と徐々に我慢する間隔を延ばしていく。

・ポイント・

- 最初はもれてしまうリスクも考えて必ず自宅で行う
- 心配なら尿もれパッドなどを活用するといい
- 無理をせず、我慢できないときはすぐにトイレに行く

排尿日誌のつけ方

起床後１回めから翌朝最初の排尿まで、以下の内容について記録してください。最低でも３日間は継続して行いましょう。

❶ **排尿した時刻**	排尿した時刻を10分単位で記録する
❷ **排尿量**	容器に直接排尿し、10ミリリットル単位で量る
❸ **尿もれの有無**	そのときの状況や尿もれの程度をメモする
❹ **起床時刻と就寝時刻**	昼間と夜間の排尿回数を区別するために記入
❺ **そのほか**	水分摂取量や飲み物の種類を書いておくと、生活改善のポイントが見つかる

時　刻	排尿（○印）	尿量（ミリリットル）	もれ（○印）	メモ／水分摂取量（ミリリットル）
8時00分	○	210ミリリットル		起床直後
9時10分	○	120ミリリットル		
10時30分		ミリリットル	○	くしゃみをした
時　分		ミリリットル		
18時30分	○	160ミリリットル	○	間に合わず少しもれた
19時00分		ミリリットル		みそ汁 200ミリリットル お茶 300ミリリットル
22時00分	○	140ミリリットル		
23時40分	○	120ミリリットル		
3時10分	○	80ミリリットル		
7時00分	○	150ミリリットル		翌朝 起床直後

1日の尿量	1590ミリリットル	夜間尿量	230ミリリットル

起床後1回めの排尿から記入

就寝▶

起床▶

翌朝の最初の排尿まで記入

1日の尿量

夜間尿量

夜間の排尿回数

昼間の排尿回数

1日の尿量　：当日起床後２回めから、翌朝起床直後の排尿まで
夜間尿量　：就寝後～翌朝起床直後の排尿まで
昼間の排尿回数：起床直後～就寝まで
夜間の排尿回数：就寝後～翌日起床直前まで

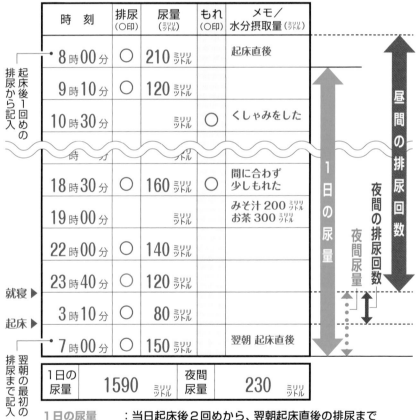

排尿日誌

月　　日（　）

起床時刻：＿＿＿＿時＿＿＿＿分
就寝時刻：＿＿＿＿時＿＿＿＿分

時　刻	排尿（○印）	尿量（ミリリットル）	もれ（○印）	メモ／水分摂取量（ミリリットル）
時　分		ミリリットル		
時　分		ミリリットル		
時　分		ミリリットル		
時　分		ミリリットル		
時　分		ミリリットル		
時　分		ミリリットル		
時　分		ミリリットル		
時　分		ミリリットル		
時　分		ミリリットル		
時　分		ミリリットル		
時　分		ミリリットル		
時　分		ミリリットル		
時　分		ミリリットル		
時　分		ミリリットル		

1日の尿量	ミリリットル	夜間尿量　ミリリットル

※このページをコピーして排尿日誌としてお使いください。

第2に尿が少量たまるだけで尿意を催す「膀胱の蓄尿センサーの異常」を正すべきで、急所は「お尻」と「足の親指」

　私は＊ウロギネコロジー専門医として、頻尿や尿もれに悩む患者さんを日々診療しています。通常の治療を行うとともに患者さんにすすめているのが**「肛門《こうもん》締め仙骨《せんこつ》刺激」**です。**排尿にかかわる神経の異常を正すことが目的のセルフケア**で、「仙骨神経刺激療法」という過活動膀胱《ぼうこう》の治療法をヒントに考案しました。

　私たちの体は、膀胱に一定量の尿がたまると、膀胱の神経から脊髄《せきずい》の神経を通して脳に信号が送られ、尿意が起こるしくみになっています。すぐにトイレに行けないときは、「我慢しなさい」と脳から指令が出ます。すると、膀胱の筋肉がゆるんで尿道が締まり、尿を我慢します。排尿の準備が整うと、脳から排尿指令が出て、尿道がゆるんで膀胱が収縮し、尿が出ます。このように、**脳や神経、膀胱、尿道が連携して働くことで、私たちの排尿はコントロールされています。**

　ところが、**過活動膀胱の人は排尿にかかわる神経に異常が生じている**ことが少

＊ 女性特有の「骨盤臓器脱」や尿もれなどの治療を専門とする科のこと。

なくありません。そのせいで、**尿が十分たまっていないのに膀胱は尿がたまったと勘違いして勝手に収縮し、頻尿や尿もれを引き起こしてしまう**のです。

　過活動膀胱の治療は薬物療法が基本ですが、薬の効果が見られない難治性の患者さんには仙骨神経刺激療法が行われることがあります。仙骨神経刺激療法は、排尿にかかわる神経の異常を正すことで、症状の改善を図る治療法です。お尻《しり》の上部にある仙骨から出る仙骨神経は膀胱まで伸びていて、排尿の調節にかかわっています。そこで仙骨神経刺激療法では、臀《でん》部に電気刺激装置を埋め込み、リード線を仙骨神経に接触させ、微弱な電気刺激を持続的に与えます。すると、神経の異常が正されて、頻尿や切迫性尿失禁の改善につながるのです。

　手術を行う中で私は、**ベストな位置に装置を置くと、患者さんのお尻がグイッと持ち上がり、足の親指がクイッと曲がる**ことを確認します。

　このことから私は、「仙骨神経への刺激でお尻と足の親指が動くなら、逆に、お尻と足の親指を自分で同じように動かせば、仙骨神経を刺激できるのではないか」と考えたのです。そこで考案したのが肛門締め仙骨刺激です（やり方は次ページを参照）。過活動膀胱による激しい尿意や頻尿、切迫性尿失禁に悩んでいる人はぜひ試してみてください。

（野村昌良）

肛門締め

お尻と足の親指を動かすと効果的なのは、排尿調節神経と連動しているためで、「肛門締め仙骨刺激」がおすすめ

「肛門《こうもん》締め仙骨《せんこつ》刺激」は排尿調節神経と連動するお尻《しり》深部の仙骨を刺激するとともに、足の親指も刺激し、神経の正常化をめざす体操です。具体的には、お尻をキュッと締めて寄せる「肛門締め」と、足指を素早く動かす「足指曲げ」を行います。ともに電気刺激をイメージして、1秒間に2回くらい動かすのがポイントです。バランスを保つのが難しい場合は、イスに座って行ってもかまいません。

（野村昌良）

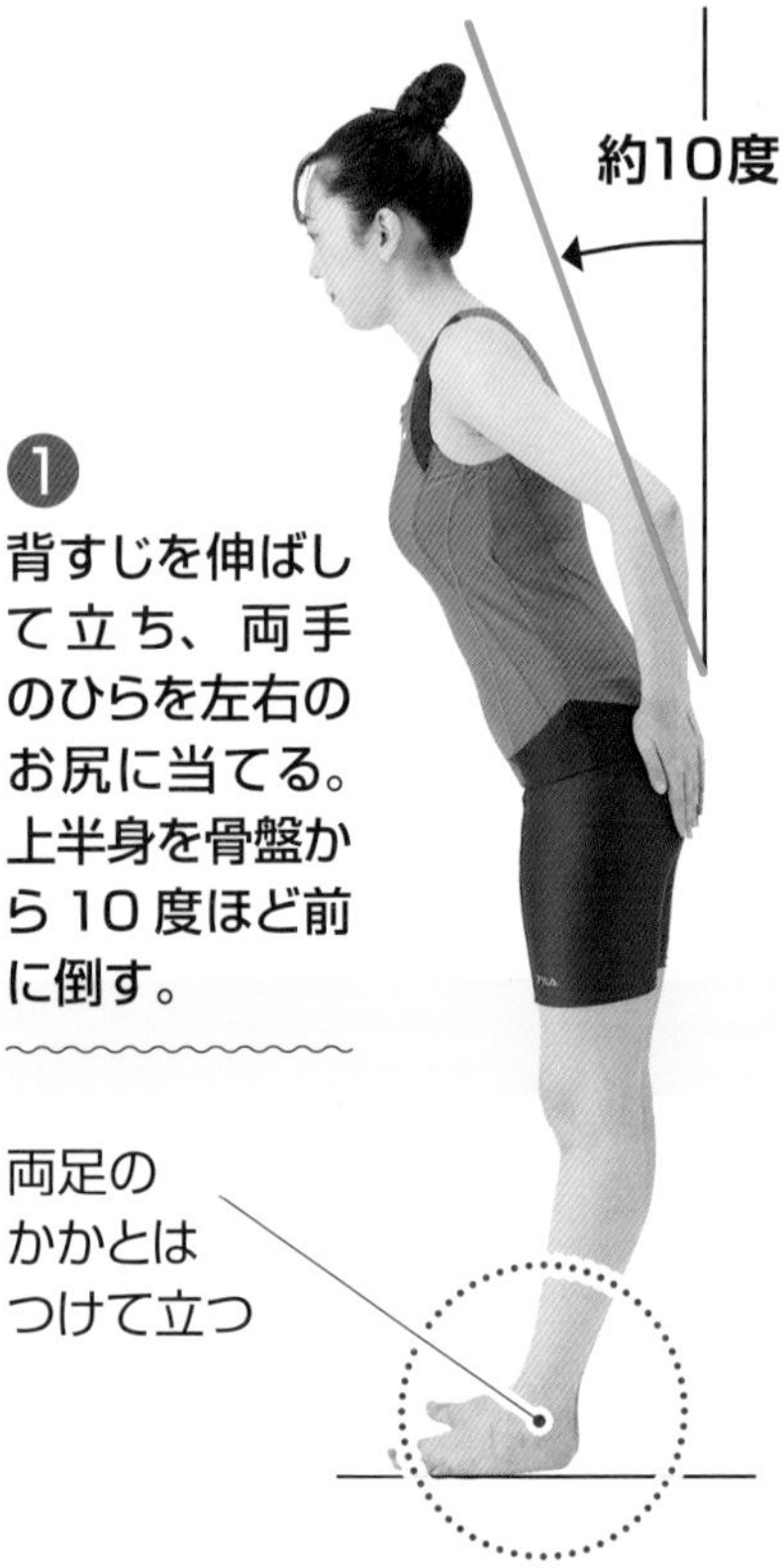

❶ 背すじを伸ばして立ち、両手のひらを左右のお尻に当てる。上半身を骨盤から10度ほど前に倒す。

［肛門締め仙骨刺激］2

足指曲げ

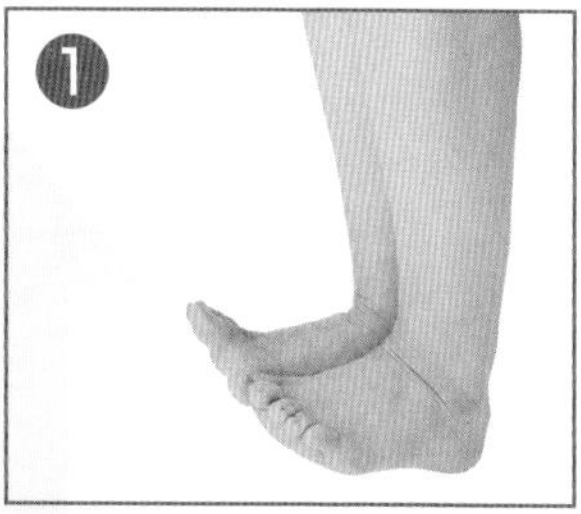

❶

イスに座って両足を前に出し、かかとだけをつけて爪先を浮かす。

特に親指を意識してしっかり曲げる

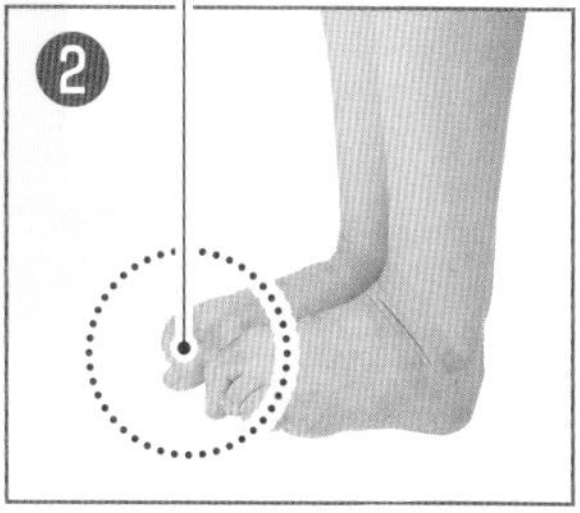

❷

足のすべての指をギュッと曲げる。これを60回くり返す。

ポイント

1秒間に2回のペースで行う

肛門締め❷と足指曲げを行って1セットで1分

1日3セット行う

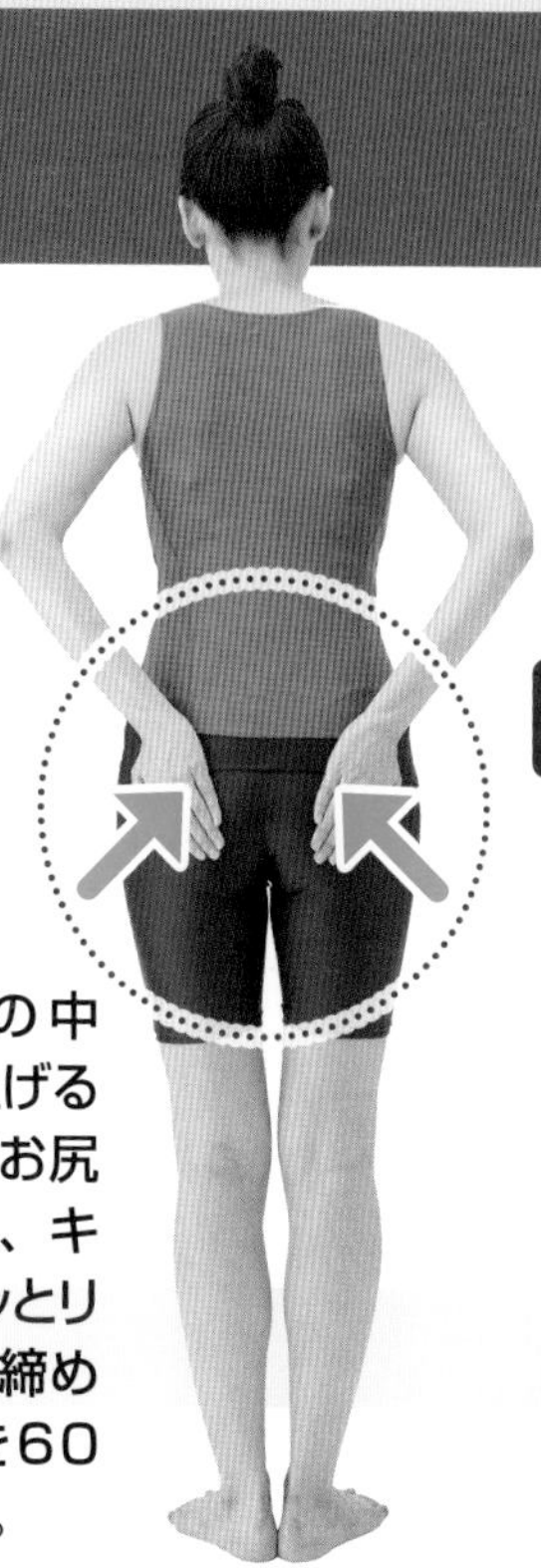

お尻の筋肉の動きを手で確認しながら行う

❷

肛門を体の中心へ引き上げるイメージでお尻に力を入れ、キュッ、キュッとリズミカルに締める。これを60回くり返す。

ポイント

1秒間に2回のペースで行う

イスに座って行う場合

立って行うのが体力的に難しい人は、イスに座って行うといい。

坐骨を座面につけて座り、上半身を10度前に倒して、立っているときと同様にお尻を締める。このとき、座面とお尻の間で、筋肉が動いているのを確認する。

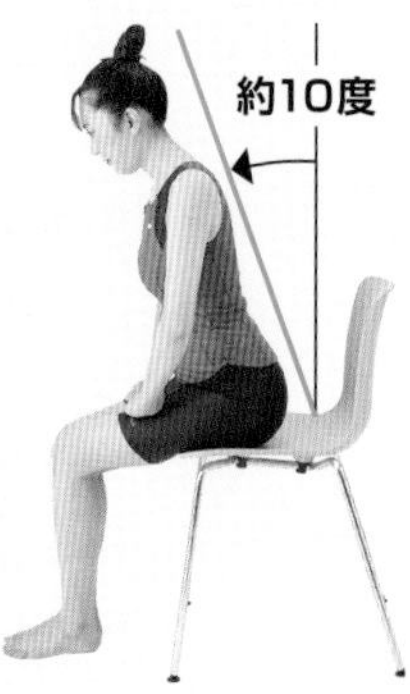

国立大の研究で判明！「土踏まず刺激」も膀胱の蓄尿センサーを正常化でき、竹踏みをした22人は排尿回数が減少

私は大学病院の泌尿器科医《ひにょうき》として、尿トラブルに悩む患者さんの治療に携わっています。薬物療法など治療を行ったうえで、患者さんにセルフケアの一環としてすすめているのが昔ながらの健康法である**「竹踏み」**です。

足裏には多くのツボが集まっていて、中でも土踏まずは膀胱《ぼうこう》や直腸と関係が深いとされます。西洋医学においては、神経変調治療といって、臀《でん》部やふくらはぎに刺激をくり返し与えることで、臓器の働きを正す方法があります。

このことに注目した私の研究グループでは、竹踏みと排尿の関係を調べるため、過活動膀胱の患者さん22人に竹踏みを行ってもらいました。すると、**昼間と夜間ともに排尿回数が減少するという結果が得られた**のです。土踏まずへの刺激が神経を介して膀胱に伝わり、膀胱の機能の改善に役立ったのではないかと考えられます。

（皆川倫範）

通常治療では改善しなかった重度の過活動膀胱の人も改善し、膀胱にたまる尿量が50ミリリットル増えた「蓄尿力アップ竹踏み」のやり方

前の記事で述べたように、竹踏みは過活動膀胱《ぼうこう》の改善に役立つという試験結果が出ています。もう少しくわしく解説しましょう。通常の治療で症状の改善があまり見られなかった、難治性の過活動膀胱の患者さん22人に、朝夕2回の竹踏みを28日間続けてもらいました。

その結果、**昼間の排尿回数は9回から8回に、夜間は2回から1・5回に、1日の平均排尿回数は11回から9・5回にそれぞれ減少しました。**一方で、1日の排尿量の合計には変化がありませんでした。1日の尿量は変わらずに排尿回数が減ったということは、**膀胱の蓄尿力がアップしたということです。**実際に、**1回の最大排尿量は約300ミリリットルから350ミリリットルに増えました。**さらに、**過活動膀胱症状スコア（29ページのチェック票のこと）は5・5から4に、QOLスコア*も4・2から2・5にそれぞれ下がりました。**

＊患者の排尿への満足度を表す指標。0点（とても満足）から6点（とてもいやだ）で評価する

蓄尿力アップ竹踏み

特筆すべきは、達成率です。参加者に竹踏みができた日をチェックしてもらったところ、**98・5%という高い達成率**になりました。手軽にできることと、効果を実感しやすいことが理由ではないかと思います。

（皆川倫範）

❶

竹踏み用の竹や、竹に似せた足踏み用の健康器具の上で、土踏まずを刺激しながら足踏みをする。

ポイント

高齢者や転びやすい人は机やイス、手すりなどにつかまって行う

- どんなリズムでもいい。やりやすいスピードで行う
- 痛みが出ない程度に踏み込む

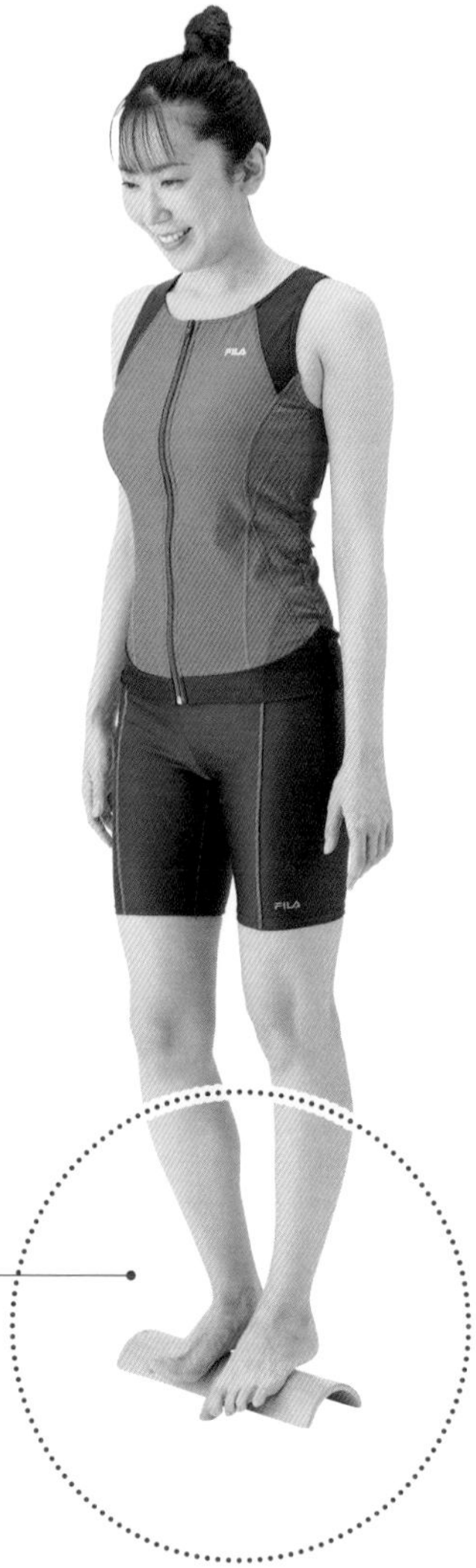

なるべくはだしがいい

1分行うのを1セットとする

1日2セット（朝・夕）行う

体調に応じて1日5セット程度行ってもいい

第3は膀胱を支えて排尿を調節する重要筋肉の集合体「骨盤底筋」の強化！あおむけ寝でひざを立て肛門をすぼめるように締めるのがコツ

過活動膀胱《ぼうこう》の主な原因には、骨盤底の衰えも関係しています。骨盤底は、男女の骨盤の底にあって膀胱や直腸、子宮などの臓器を下から支えているプレート臓器です。いくつもの筋肉や靱帯《じんたい》（骨と骨をつなぐ丈夫な線維組織）、筋膜などで構成されています。

この骨盤底を構成する筋肉が骨盤底筋で、複数の筋肉の集合体です。正式には「骨盤底筋群」と呼ばれています。骨盤底筋は、内臓を支える以外に、膀胱の出口や尿道を締めて尿もれを防ぐなど、排尿をコントロールする重要な筋肉です。

ところが、加齢や出産などが原因で骨盤底筋が衰えてゆるんでしまうことがあります。骨盤底筋がゆるむと、下がってきた臓器が膀胱を圧迫して尿意切迫感による頻尿を生じたり、膀胱の出口や尿道が締められずに急な尿もれを招いたりするのです。みなさんの骨盤底筋はどうでしょうか。次ジペーのチェック表で状態を把握しましょう。
骨盤底筋が衰えた人に推奨されるのが、骨盤底筋を強化する体操です。一般的なやり方は、あおむけに寝てひざを立て、尿道や肛門《こうもん》を締めていきます（左ページのやり方を参照）。**毎日続けることで、過活動膀胱による頻尿や尿もれの改善に役立つことがわかっています。**

（関口由紀）

骨盤底筋の衰え度チェック

該当するところに ✓ をつけてください。

生活習慣について

- □ 座っているときにひざが開いてしまう
- □ 長時間座っていることが多い
- □ 閉経している
- □ 重い荷物を持つ、立ち仕事が多い

出産について

- □ 妊娠・出産経験がある
- □ 3人以上の出産経験がある
- □ 妊娠中や出産後、尿もれを経験した
- □ 3500グラム以上の赤ちゃんを出産した
- □ 35 歳以上で第1子を出産した

排尿・排便について

- □ せきやくしゃみをすると尿がもれる
- □ 便秘がちで、トイレでいきむことが多い
- □ 残尿感を感じることがある
- □ 急に尿意に襲われることがある

判定		
✓の数が3個以下	➡	骨盤底筋が健康な状態です。今の状態をキープしましょう。
✓の数が4～7個の場合	➡	骨盤底筋の衰えが進んでいます。骨盤底筋を鍛え、改善に努めましょう。
✓の数が8個以上の場合	➡	骨盤底筋のダメージが大きいです。早めに医療機関を受診しましょう。

※このチェックはあくまでも目安です。✓が多い人はもちろん、少ない人でも頻尿・尿もれにふだんから悩んでいる人は骨盤底筋が衰えている可能性があります。必ず専門医に診《み》てもらい、治療を受けてください。

基本の骨盤底筋体操

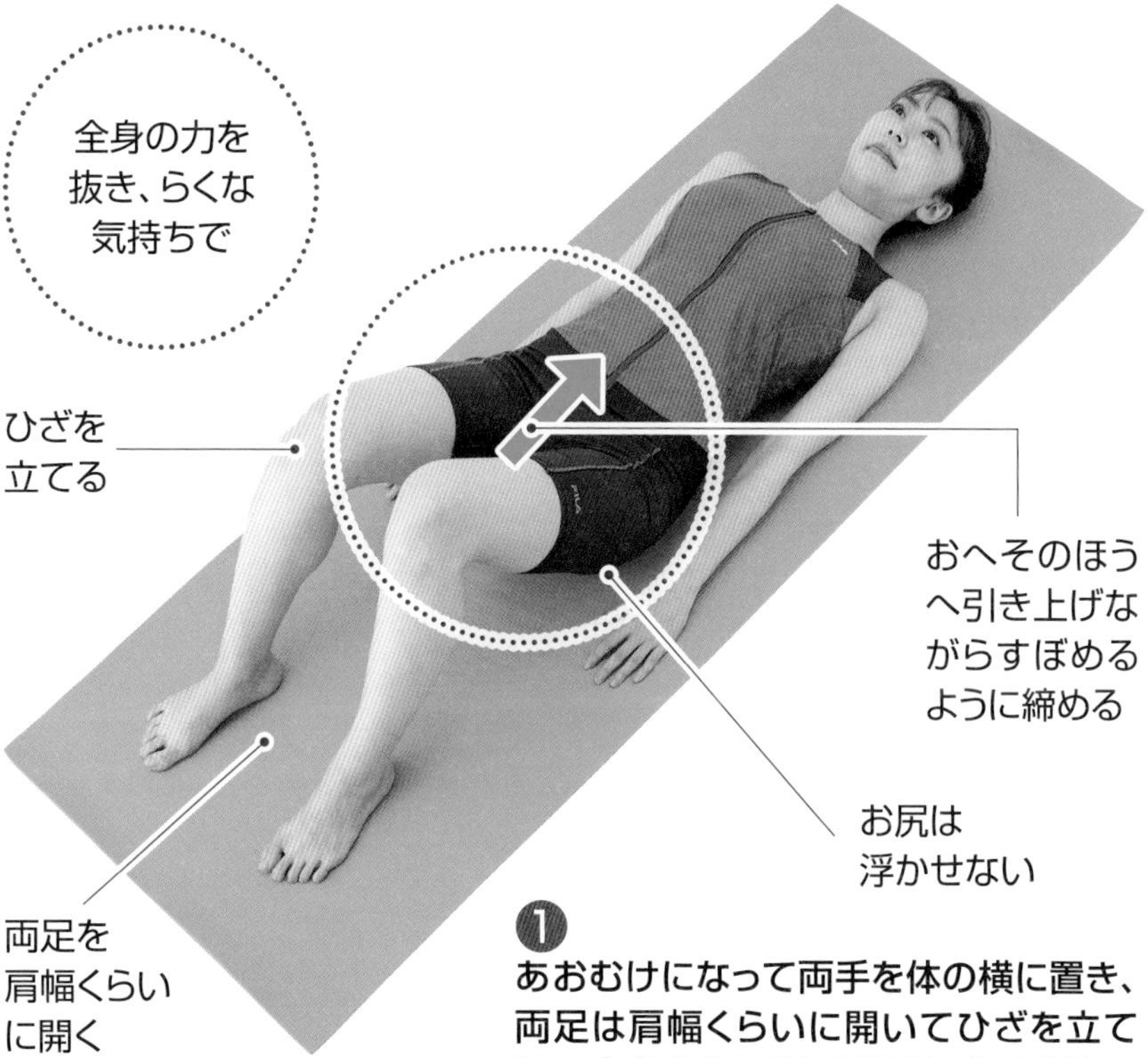
全身の力を
抜き、らくな
気持ちで
ひざを
立てる
おへそのほう
へ引き上げな
がらすぼめる
ように締める
お尻は
浮かせない
両足を
肩幅くらい
に開く

❶
あおむけになって両手を体の横に置き、両足は肩幅くらいに開いてひざを立てる。全身の力を抜いてリラックスする。

❷
男性は肛門と陰茎のつけ根を、女性は膣と肛門、尿道を意識して、そのままギューッとおへそのほうへ引き上げる感じで10秒間締める。5～10秒間休んだら、同じ動作を行う。

❸
❷と同じ要領で今度はキュッと1～2秒間短く締める動きを3回くり返す。5～10秒休んだら、同じ動作を行う。

❷と❸を各10～20回くり返して1セット

1日4～6セット行う

頻尿・尿もれの対策 Q&A Part 1

Q1 頻尿や尿もれはどこに相談すればいいですか？

A 頻尿や尿もれを専門に診《み》るのは、泌尿器科《ひにょうき》です。泌尿器科というと「男性が受診する」というイメージが強いようで、女性の患者さんの中には、受診をためらう人も少なくありません。しかし実際には男女を問わず、尿にかかわる病気を診療しているので、頻尿や尿もれで悩んでいる人はぜひ早めに受診してください。

最近は、女性のみを対象にした女性泌尿器科や、ウロギネ外来を併設する医療機関も増えてきました。ウロギネ外来とは、「婦人科」と「泌尿器科」にまたがる分野の疾患《しっかん》に対応する女性専門の泌尿器科で、婦人科と泌尿器科の両方の分野にくわしい専門医が診療を行っています。

頻尿・尿もれの大半は、適切な治療を受けることで改善が可能です。放置するとＱＯＬ（生活の質）が著しく低下するので、必ず専門医に相談してください。

（野村昌良）

Q2 医療機関を受診するさい、準備するものはありますか？

A 問診では、今までかかった病気や受けた手術、気になる症状がいつごろから始まり、どんなときに起こったのか、今どんな状態なのか、現在飲んでいる薬などについて聞かれます。あらかじめメモをしておくと、焦らず正確に答えられるのでおすすめです。なお、お薬手帳は必ず持参してください。

受診する前に「排尿日誌」（くわしくは34ページを参照）をつけておくと、より正確な情報を医師に伝えることができます。

また、泌尿器科では必ず尿検査が行われます。検査結果に影響するので、前日はビタミン剤や、ビタミン類を含む飲み物を控えるようにしましょう。

（野村昌良）

← 106ページに続く

第3章

過活動膀胱も笑うともれる 腹圧性尿失禁も一挙に改善！

衰えた「骨盤底筋」を強める尿意コントロール法「1分タオル体操」

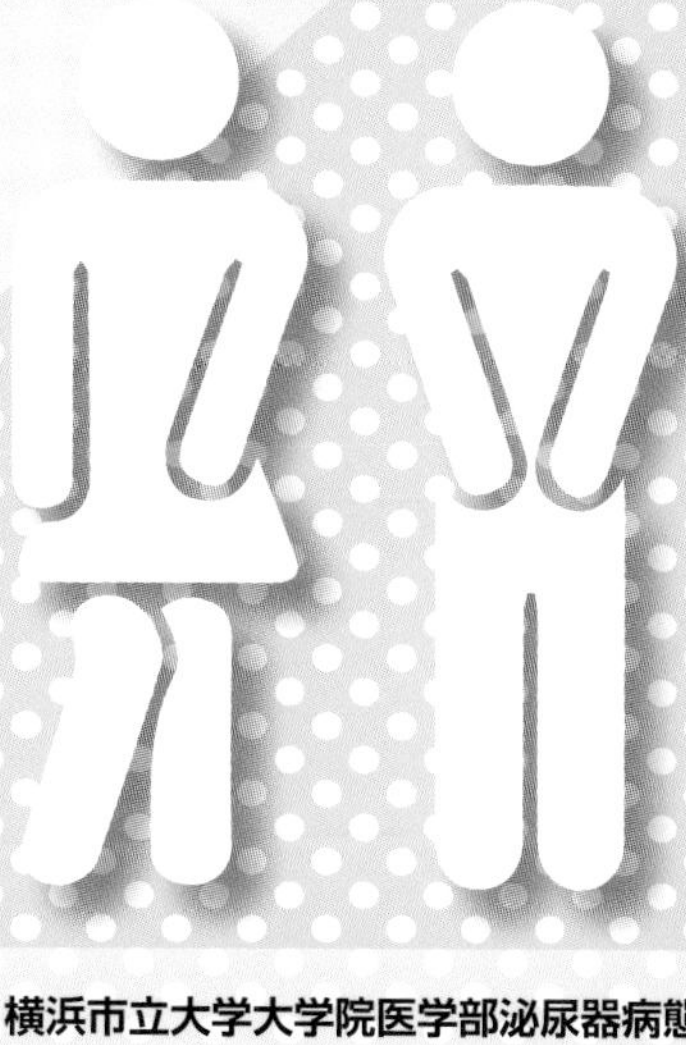

関口由紀●横浜市立大学大学院医学部泌尿器病態学講座客員教授

過活動膀胱に加え、腹圧性尿失禁の克服にも骨盤底筋の強化が必須だが、深部筋のため従来の「骨盤底筋体操」では鍛えにくい

過活動膀胱《ぼうこう》は、尿が十分にたまっていないのに膀胱が収縮し、**我慢できないほどの激しい尿意を催す病気**で、進行すると尿もれ（切迫性尿失禁）を引き起こします。また、**切迫性尿失禁と同時に、腹圧性尿失禁を合併する人**も少なくありません。これを**「混合性尿失禁」**といいます。

腹圧性尿失禁は、女性に最も多い尿もれで、せきやくしゃみをしたり、重い荷物を持ち上げたりしておなかに力が加わったときに尿がもれるタイプです。進行すると、階段を上り下りする、洗濯物を干すなどの日常動作でも尿もれが起こります。過活動膀胱はいまだ謎《なぞ》に満ちた病気ですが、腹圧性尿失禁はわかりやすい病気で、**主原因は膀胱や尿道を支えている骨盤底筋の衰え**です。通常は、おなかに力が入っても骨盤底筋群が連携して、前から後ろから、さらに下から尿道を締め、尿がもれないようになっています。ところが、**骨盤底筋が衰えてゆるむと膀**

胱や尿道が不安定になり、そこへ腹圧がかかると尿道をギュッと締められずに尿がもれてしまうのです。したがって、骨盤底筋を強化する基本の骨盤底筋体操（やり方は45ページを参照）を行えば腹圧性の尿もれや頻尿の改善が期待できます。ただし、これには、「正しく強化できた場合」という前提があります。実際、正しく強化できずに期待した効果が現れない人がおおぜいいるのです。

なぜ正しく強化できないかというと、**骨盤底筋が体の奥深くにある筋肉、いわゆる「インナーマッスル」であるため、自分で骨盤底筋をきちんと意識したり、動かし方のコツをつかんだりしにくいからです。**

45ページにある基本の骨盤底筋体操を毎日実践しているけれども、なかなか効果が現れないという人は、実は骨盤底筋が正しく鍛えられていない可能性が大きいのです。

骨盤底筋の働き

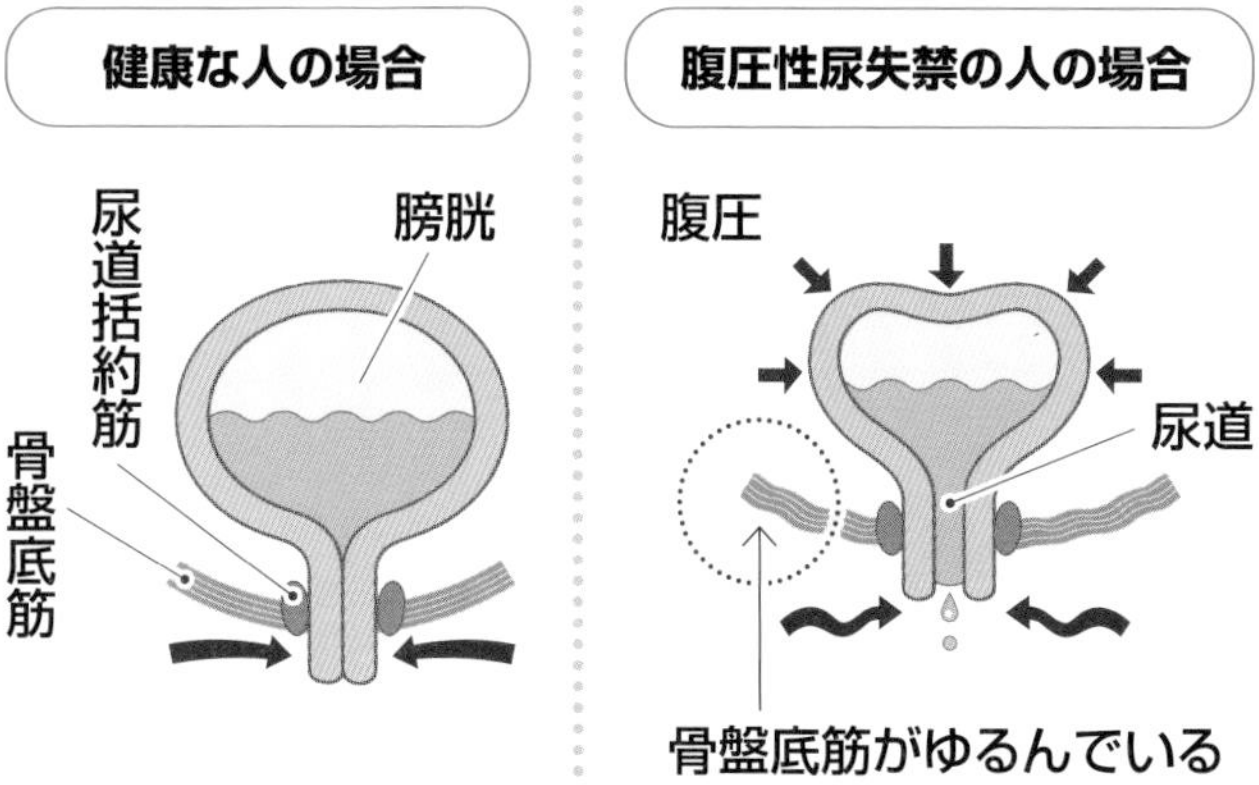
健康な人の場合
尿道括約筋
膀胱
骨盤底筋
腹圧性尿失禁の人の場合
腹圧
尿道
骨盤底筋がゆるんでいる

骨盤底筋は膀胱や尿道などを支えるとともに、腹圧が加わっても尿道を締めて尿がもれないように働いている。加齢などにより骨盤底筋がゆるむと、腹圧がかかって尿がもれる腹圧性尿失禁を生じやすくなる。

骨盤底筋を正しく鍛えるには、筋肉と脳との結びつきを強めながら行えばよく「1分タオル体操」が効果絶大

尿道の周囲は、尿道括約筋《かつやく》で囲まれていますが、この筋肉は**「平滑筋《へいかつ》」と呼ばれる種類の筋肉で、意識的に鍛えることはできません。**女性の場合は、高齢になって女性ホルモンの低下した状態が長期に及ぶと、皮膚や粘膜と筋肉の間にある皮下組織や、**粘膜下組織のコラーゲンが減少**するため、骨盤底筋をいくら鍛えても尿もれがよくならない「尿道括約筋不全」の状態になることがあります。

そうなる前に骨盤底筋を**定期的に強化していれば筋肉量の低下が遅くなる**とともに、**血流も維持されるため粘膜下組織のコラーゲンの減少も防げます。**

筋肉量の維持と血流の維持の両方の観点から骨盤底筋を正しく動かすことが重要なのです。

しかし、**骨盤底筋は体の奥深くにある**ため、体の表面にある腹筋などと違って目で確認することができません。そのため、正しく動かそうにもどこをどう動か

せばいいかわかりにくいという難点があります。

そこで、おすすめしたいのが、**巻いたタオルを股《こ》間（会《え》陰《いん》部）とイスの座面の間に置いて座って行う「1分タオル体操」**です。タオルとの接触で、動かす場所を脳にインプットできる点が、この体操の最大のメリットです。**タオルが当たった場所を意識して動かせば、結果的に正確に骨盤底筋を動かすことにつながり、**ピンポイントで確実に鍛えることができます。

つまり、骨盤底筋を短期間に効率よく鍛えられるということです。タオルを使いつづけることで、**骨盤底筋の場所が脳へくり返し送られます。**すると、**脳と骨盤底筋の連携が強まり、短期間で筋肉が強化されやすくなるのです。**聞いたことがある人も多いかと思いますが、筋肉トレーニングでは、**鍛えている筋肉を意識することが、短期間での筋力アップを成功させる秘訣《ひけつ》です。**

実際、1分タオル体操を実践した患者さんたちの8割近くは、早ければ1ヵ月程度で、平均的には2～3ヵ月で尿もれや頻尿が改善しています。骨盤底筋は老若男女を問わず、何歳からでも鍛えられます。ぜひ今日から取り組んでみてください。

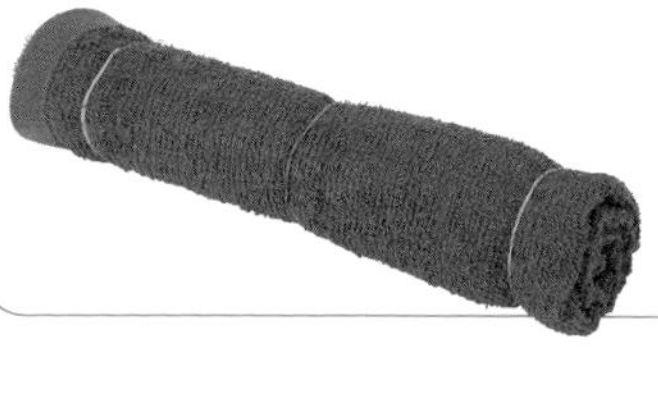

体操では巻いたタオルで作る「タオル棒」を使う（作り方は53ページ参照）

鍛えるべき筋肉が意識でき習慣化もしやすい、巻いたタオルをイスに置いて行う「1分タオル体操」のやり方

従来の骨盤底筋体操と1分タオル体操との大きな違いは、鍛えたい筋肉を強く意識しながら行えるという点です。1分タオル体操では、**タオルが当たる場所が骨盤底筋に該当**します。したがって、タオルが当たった場所を意識さえすれば、おのずと骨盤底筋を意識できていることになります。

前の記事でも述べましたが、実は筋肉を鍛えるうえで、とても重要なのが**「意識する」**ことです。スポーツ医学でよく知られた考え方に**「意識性の原則」**があります。これは、**漫然と体を鍛えるよりも、鍛えたい筋肉の位置や動きを意識したほうが、効果が高くなる**というもので、国内外の多くの研究で確かめられています。意識性の原則は、骨盤底筋を鍛えるさいにも当てはまります。

また、1回の効果が高いだけでなく、**やり方が簡単なので習慣化しやすい**というメリットもあります。ほかの筋肉トレーニングと同じように、骨盤底筋は1日

タオル棒の作り方

❶ 薄手のフェイスタオルの長いほうを4つに折る。

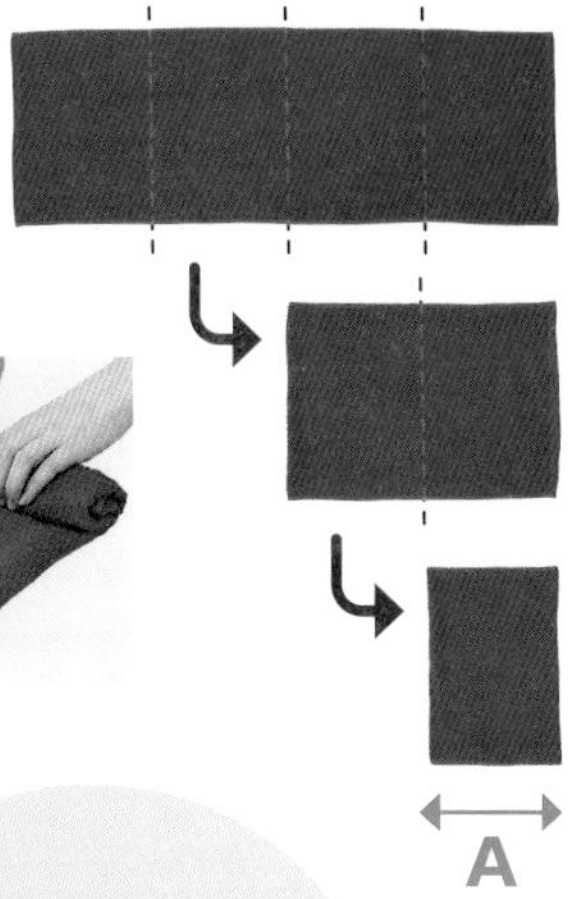

❷ ❶の短いほうの辺（図のA）からくるくると巻いていく。

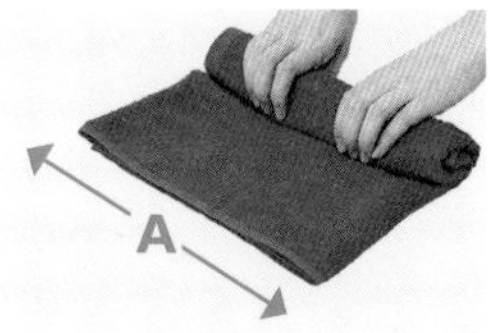

❸ ❷の中央と両端を輪ゴムで留めると完成。太すぎる場合は、❷のAではない長いほうの辺（端）から巻いて棒にすれば、細めのタオル棒になる。

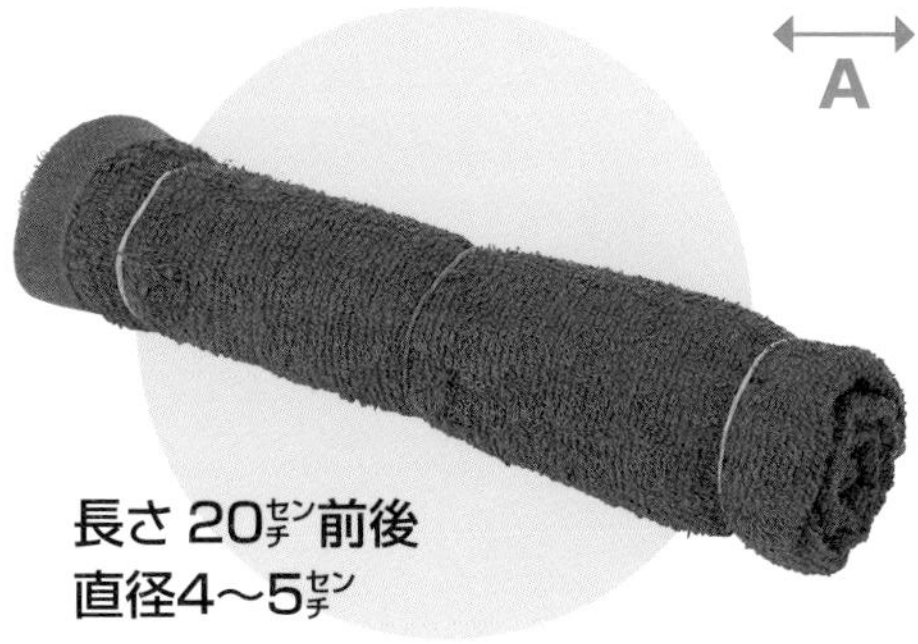

長さ20センチ前後
直径4〜5センチ

2日といった短期間で鍛えられるものではありません。とにかく継続することが大切です。1分タオル体操はイスに座りながらできるので、日常生活に取り入れやすいといえるでしょう。

しかも、**用意するものは1枚のフェイスタオルと輪ゴムだけ**です。まずは、タオルと輪ゴムを使ってタオル棒を作ってみてください。

タオル棒ができたら次ページからのやり方を参考に1分タオル体操を行ってみましょう。

1分タオル体操

❶

タオル棒をイスの座面に置き、タオルが会陰部（膣口と肛門の間）に当たるように、その上に座る。背すじを伸ばして上体を前に倒す。

※このとき、タオルが当たっている部分が骨盤底筋の前部。

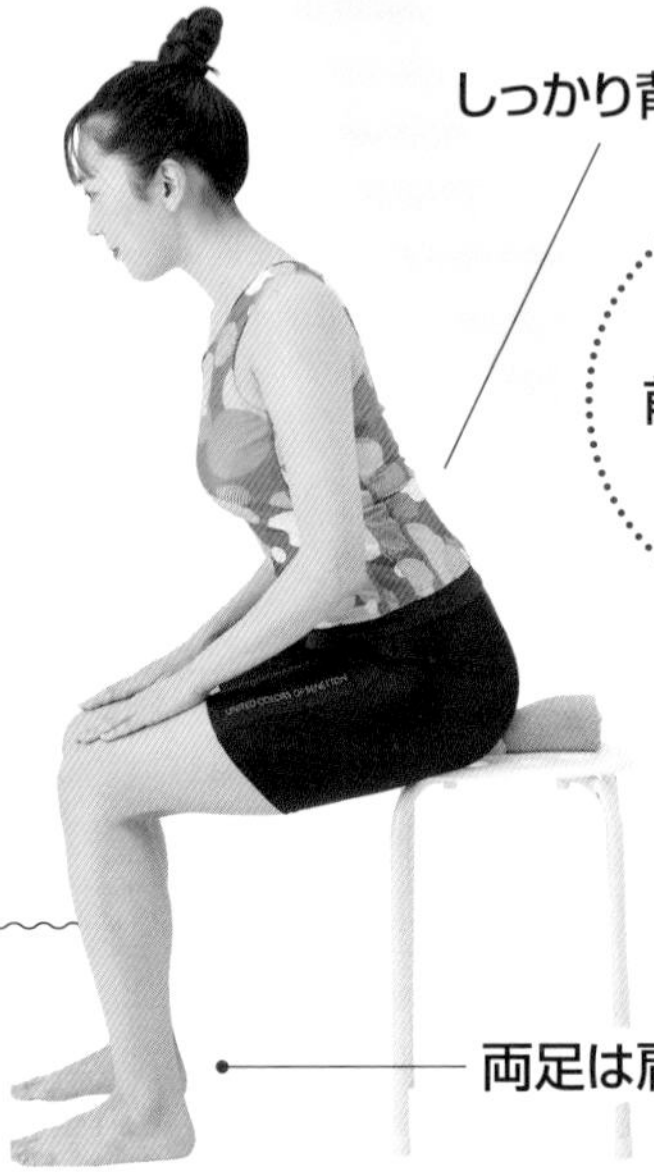

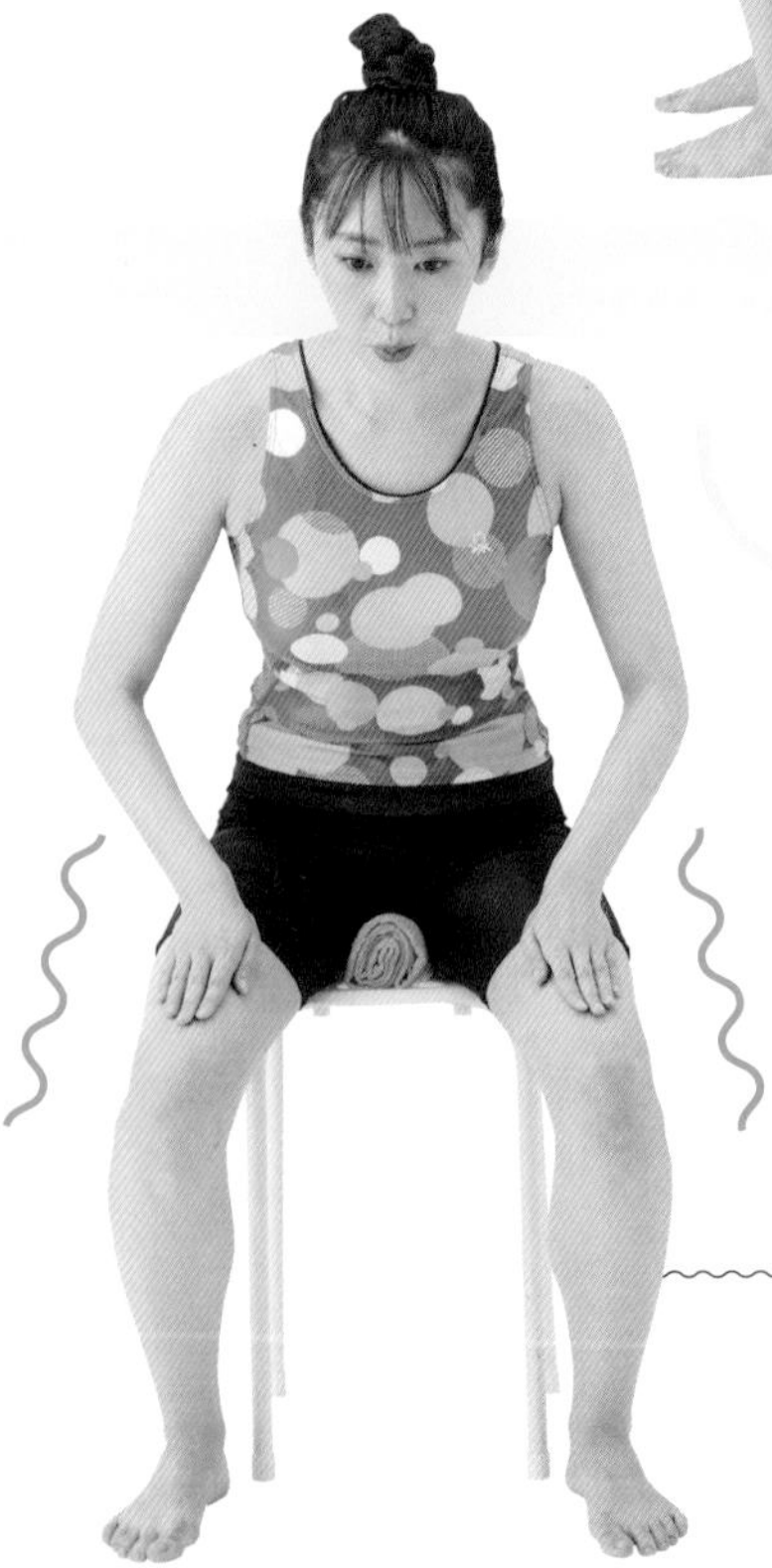

❷

骨盤底筋を意識しながら、お尻を左右に小刻みにゆらして膣と肛門を締め（男性は睾丸を持ち上げるイメージで）、5秒かけて息を吐ききる。

吐ききったら力をゆるめ、ゆっくりと息を吸う。

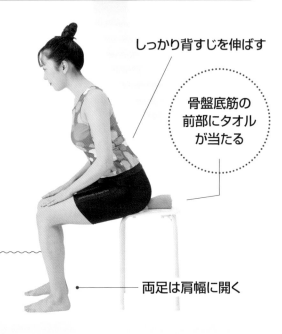

❷と❹を
各5回ずつ行い
1セット
約1分

1日5セット
を目安に
1日を通して
こまめに行う

過活動膀胱や
腹圧性尿失禁を改善！

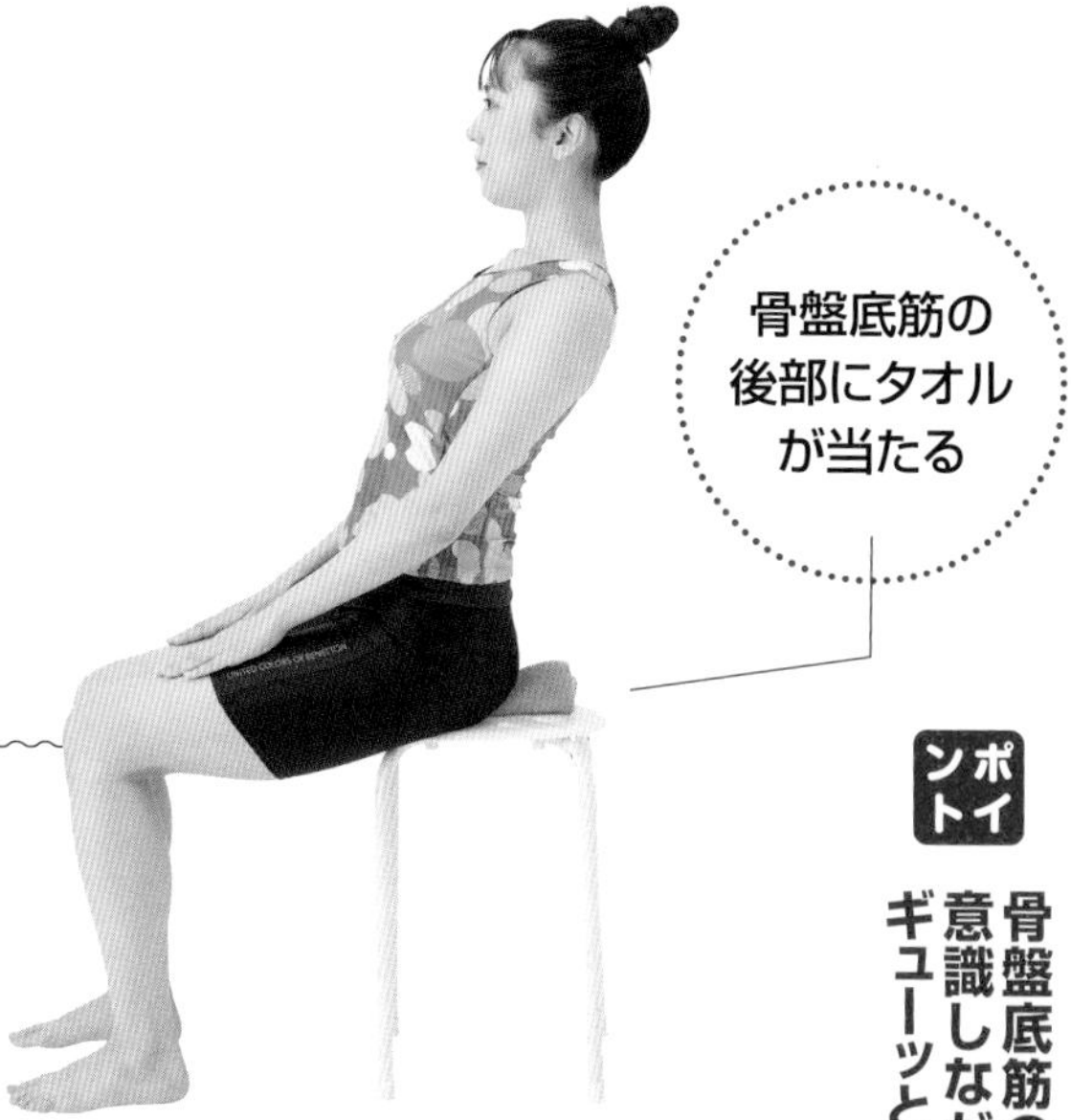

❸
今度は背すじを伸ばしたまま、上体を後ろに倒す。

※このとき、タオルが当たっている部分が骨盤底筋の後部。

ポイント
骨盤底筋の位置や動きを意識しながら膣や肛門をギューッと締めること

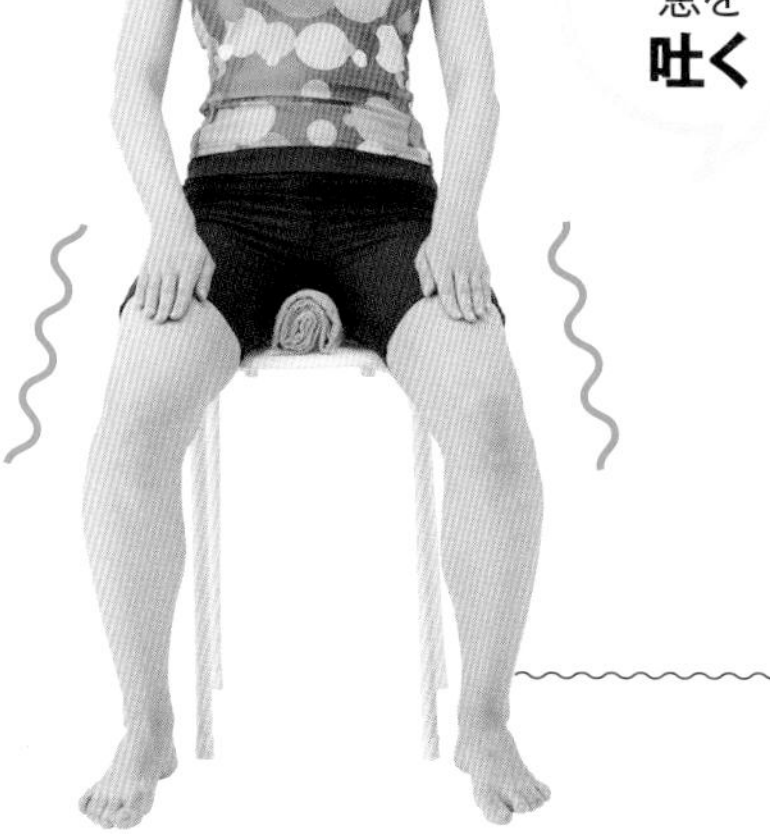

❹
骨盤底筋を意識しながら、❷と同様にお尻を左右に小刻みにゆらし、膣と肛門を締めて5秒かけて息を吐く。
吐ききったら力をゆるめ、ゆっくりと息を吸い込む。

注意 タオル棒の上に座って痛みや違和感があるときは運動を中止してください。炎症を起こしている可能性もあるので、泌尿器科を受診しましょう。

症例報告

閉経後、走ったりくしゃみをしたりするたびに尿もれに悩んだが、1分タオル体操で3ヵ月後に改善

吉川美津子《よしかわみつこ》さん（仮名・60歳）は32歳のときに第1子、35歳のときに第2子を出産しました。2回めの出産後、尿もれがありましたが、出産後は尿もれが起こりやすいと聞いていたので、それほど気にもせず、尿もれパッドを用いて対応。2～3ヵ月後には症状が改善したそうです。

50歳で閉経を迎えると、しだいに体重が増え、体型も崩れていきました。そこで55歳のときダイエットのためにスポーツクラブに入り、運動を始めたそうです。吉川さんに異変が起こったのは、ランニングマシーンで走っていたときのことでした。**走っている最中に突然、尿がドバッともれてしまったのです。**

その後は、くしゃみをしたり階段の上り下りをしたりするたびに尿がもれるようになったそうです。以前のように尿もれパッドで対応していたものの、なかなか改善しません。これでは根本的な解決にはならないと思っていた矢先、吉川さ

んはスポーツクラブで骨盤底筋体操のやり方が書かれたチラシを見つけたといいます。「これで改善できるなら」と早速自宅で実践してみたそうですが、なかなか改善は見られず、私のクリニックを受診しました。

吉川さんがいうには「骨盤底筋体操を自宅でやってみたけれど、締め方が正しいのか正しくないのかよくわからない」とのこと。そこで吉川さんには、**より骨盤底筋を意識しやすい「1分タオル体操」を指導**し、試してもらうことにしたのです。

1分タオル体操では、ちょうどタオルが当たっている部分が骨盤底筋に該当します。そのため、鍛えるべき筋肉が意識しやすく、従来の骨盤底筋体操では鍛えられているかがわからなかった人でも、意識的に鍛えることができます。

吉川さんには1分タオル体操のやり方を指導し、自宅でも行ってもらいました。**「どの筋肉を意識して鍛えればいいかよくわかるようになった」**という吉川さんは、その後も1分タオル体操を継続。**3ヵ月後には尿もれが改善し、くしゃみや階段の上り下りも不安に感じなくなりました**。そして、以前のように日常生活を安心して送れるようになったと喜んでいます。

1分タオル体操で改善しない人、改善が遅い人は骨盤底筋が自然に鍛えられると話題の米国発「骨盤リズム体操」を行え

1分タオル体操を行ってもどうしても十分な改善が見られない、あるいは改善が遅いという人は**「骨盤リズム体操」**を試してみるといいでしょう。

骨盤リズム体操の正式名は「ピフィラティス」といい、米国の婦人泌尿器《ひにょうき》科の専門医であるブルース・クロフォード氏が考案した**「骨盤底筋を意識しなくても鍛えられるトレーニング法」**です。「意識しなくても鍛えられる」というのが、この体操の大きなメリットといえるでしょう。

最大の特徴は、**腰や足を上下に弾ませるリズミカルな動きを取り入れていること**です。こうすることで、自然と骨盤底筋の収縮が得られます。

また、骨盤リズム体操では、**骨盤底筋の周辺にあるおなかの腹横筋とお尻《しり》の大《だい》臀《でん》筋、太ももの内転筋も鍛えられます**。これらの筋肉は骨盤底筋の動きを補助する役割を担っています。そのため、**これらの筋肉を鍛えると、それに連動して骨**

骨盤リズム体操が骨盤底筋の強化に効くしくみ

1

弾む動きが骨盤底筋を効率よく刺激

上下に弾む動きによって、自然と骨盤底筋の収縮が得られる。

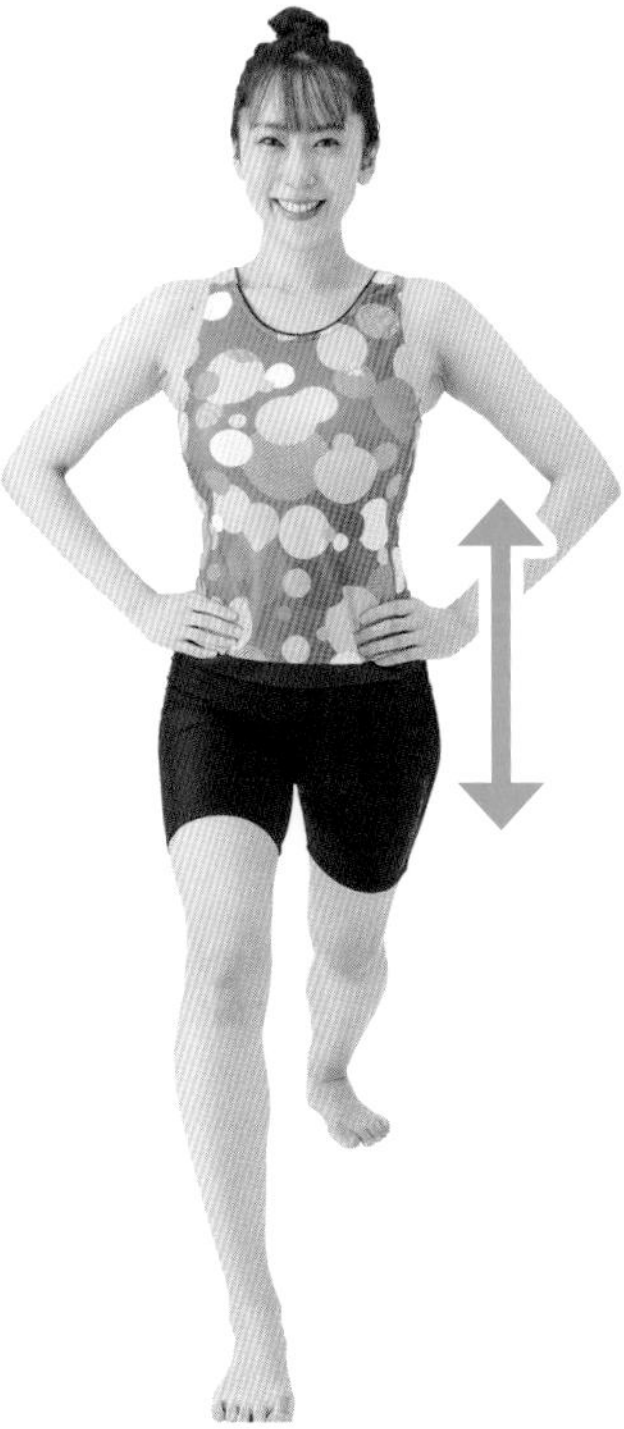

2

骨盤底筋の協働筋も強化

協働筋とは、ある動作をするときに中心となって働く筋肉（主動筋）を補助する筋肉のこと。骨盤底筋の協働筋である腹横筋・大臀筋・内転筋が強化されると、それに連動して骨盤底筋が鍛えられる。

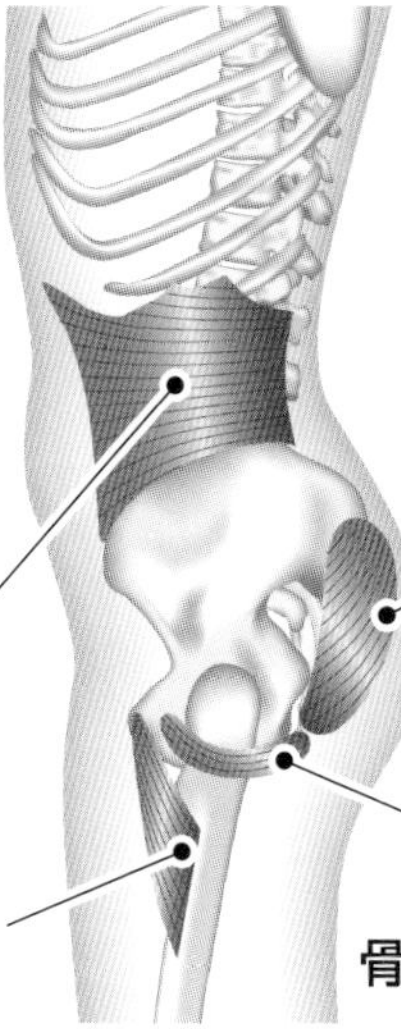

盤底筋を効率よく鍛えることができるのです。

ただし、重度の頻尿や尿もれに悩んでいる人では、骨盤リズム体操を激しく行うと、骨盤底筋に負荷がかかりすぎて、悪化する可能性もあります。重症の人の場合は、薬物療法などの治療を受けつつ、症状がある程度改善してから行うようにしてください。

骨盤リズム体操

❶ 足を踏み出す動作をゆっくり3回くり返す

両足をこぶし1つ分開いて立ち、両手は腰に当てる（❶）。片方の足を大きく1歩踏み出して（❷）、❶の姿勢に戻る。❶❷を3回くり返す。

❷ 足を踏み出して3秒間キープ

❶❷の動作を3回くり返した後、4回めに片方の足を踏み出した姿勢になる（❷）。この足を踏み出した姿勢を3秒間保つ。

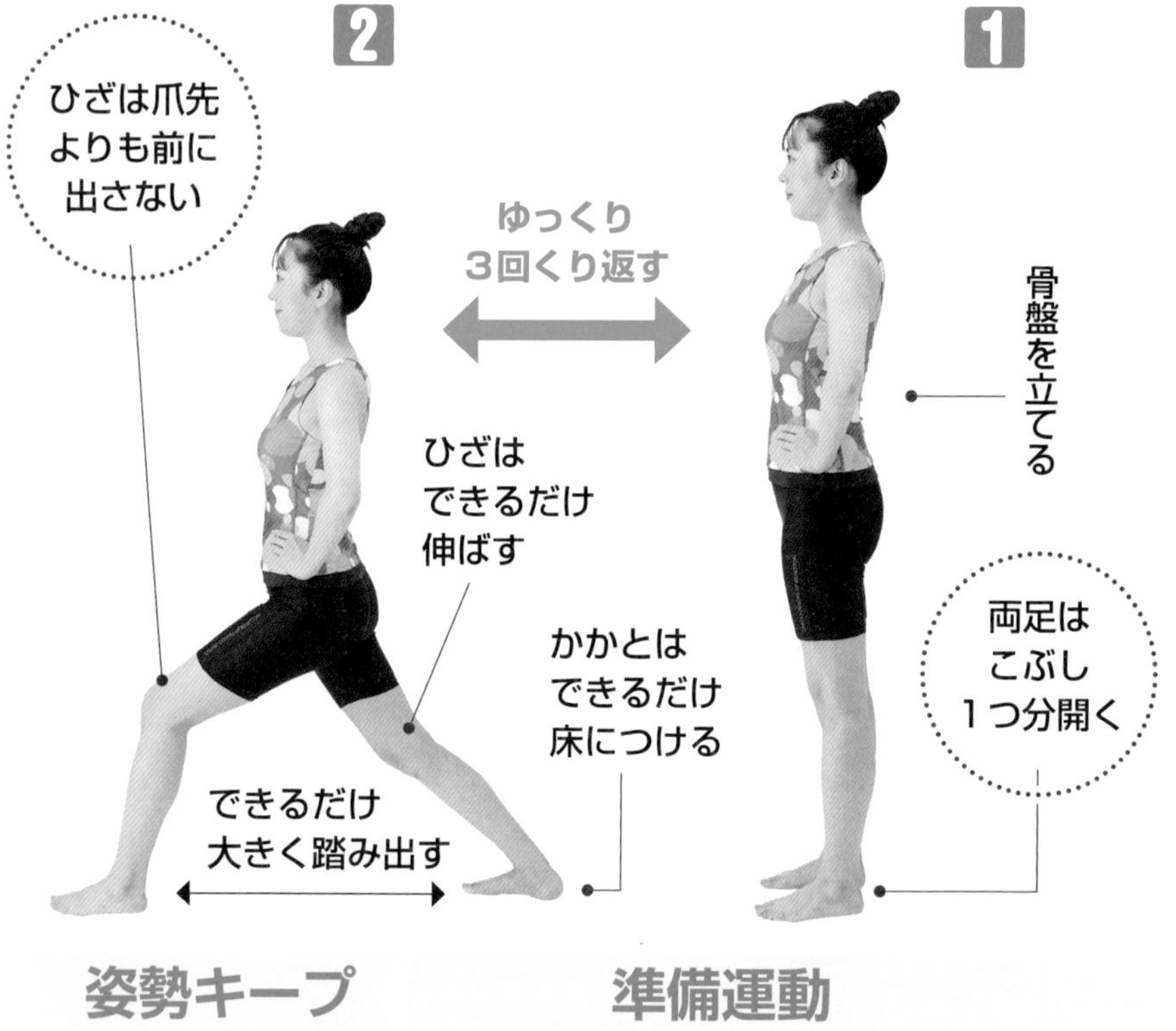

1
骨盤を立てる
両足はこぶし1つ分開く
準備運動
ゆっくり3回くり返す
2
ひざは爪先よりも前に出さない
ひざはできるだけ伸ばす
かかとはできるだけ床につける
できるだけ大きく踏み出す
姿勢キープ

ポイント 爪先立ちで行うと効果が高まる

リズミカルな動きで骨盤底筋を鍛える

1～4を3回くり返して 1分

左右の足を入れ替えて同じように行う

3 ゆっくり息を吸い、空気をため込む

2の姿勢で、ゆっくりと息を吸い、骨盤底筋に意識を向ける（意識できなくてもかまわない）（3）。

4 息を短く吐き、弾むように腰を跳ね上げる

息を「ハッ、ハッ、ハッ」と短く吐きながら3回弾むように腰を跳ね上げる（34のくり返し）。

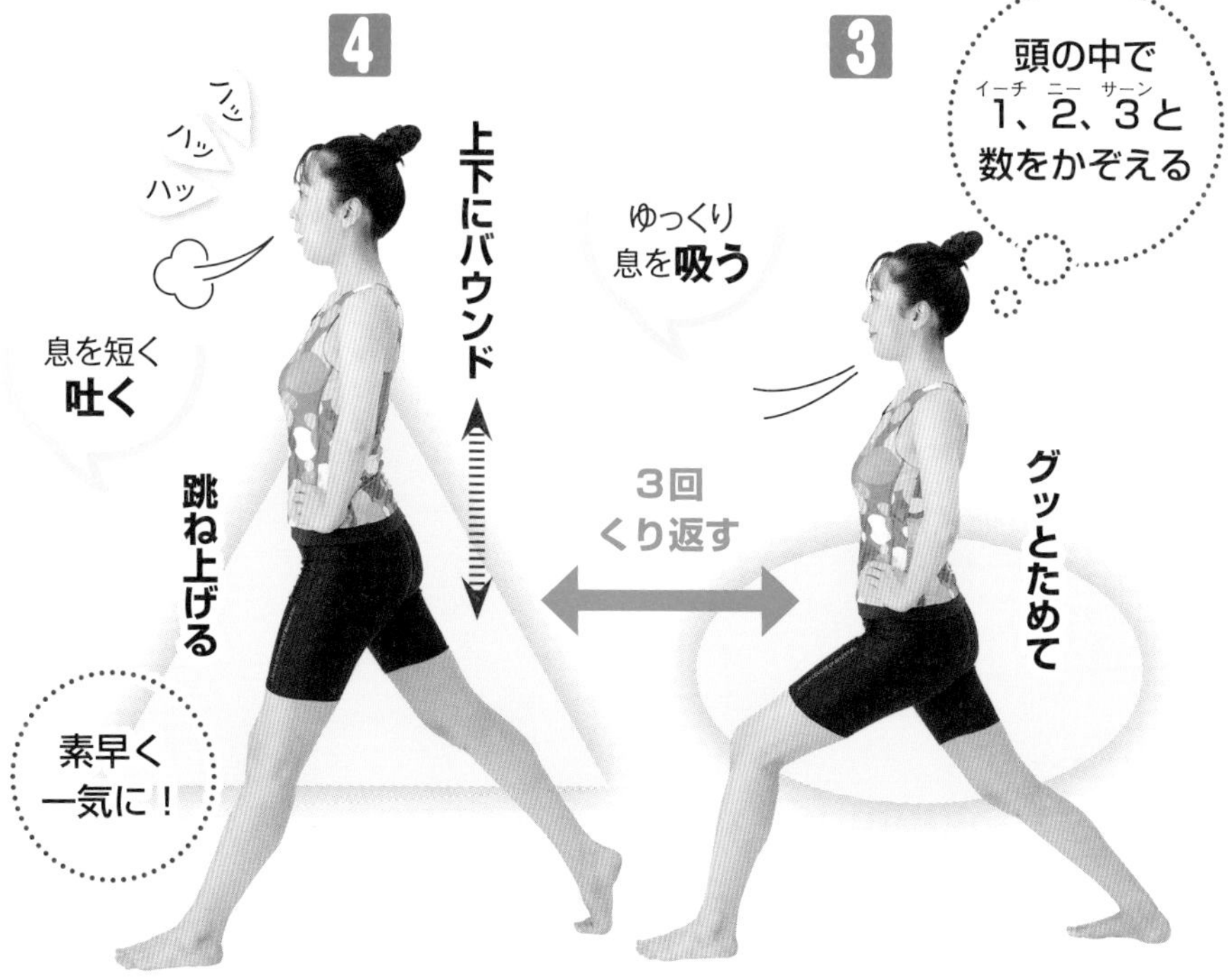

3
頭の中で
1《イーチ》、2《ニー》、3《サーン》と
数をかぞえる
ゆっくり
息を吸う
グッとためて
3回
くり返す
4
上下にバウンド
ハッ
ハッ
ハッ
息を短く
吐く
跳ね上げる
素早く
一気に！

リズム運動

- ひざ痛（変形性膝関節症）などの疾患がある人は医師の許可を得てから行ってください。また、行うときは体調によって運動強度を加減してください。
- 重度の頻尿や尿もれに悩んでいる人は、まず泌尿器科専門医の診察をしっかり受けて、症状がある程度改善してから行うようにしてください。

症例報告

一般的な骨盤底筋体操では改善しない尿もれが骨盤リズム体操でよくなり排尿回数も正常化

河村裕子《かわむらゆうこ》さん（仮名・65歳）は、10年前の55歳のときに尿もれに悩まされるようになり、私のクリニックを受診しました。診察の結果、骨盤底筋がゆるんでいたため、あおむけ寝で行う一般的な骨盤底筋体操を指導。実践してもらったところ症状が改善したので、以降は数日に1回のペースで体操を続けていました。

ところが最近、トイレの回数が1日6回から10回に増えたとのことで、10年ぶりに来院されました。**急な尿意を我慢できず、少しもらしてしまう**こともあるそうです。診察したところ、骨盤底筋が弱ってはいるものの、骨盤底筋体操は正しく行えているようでした。そこで河村さんには**骨盤リズム体操のやり方を指導し、骨盤底筋体操に加えて自宅で行ってもらう**ことにしたのです。数ヵ月継続した結果、**排尿回数は1日6回に戻り、尿もれも改善**しました。河村さんは現在も骨盤底筋体操と骨盤リズム体操を自宅で継続しているそうです。

第4章

頻尿・尿もれを招く重大原因「下垂膀胱」を引き上げる！女性がひそかに悩む骨盤臓器脱まで改善に導く「骨盤起こし呼吸」

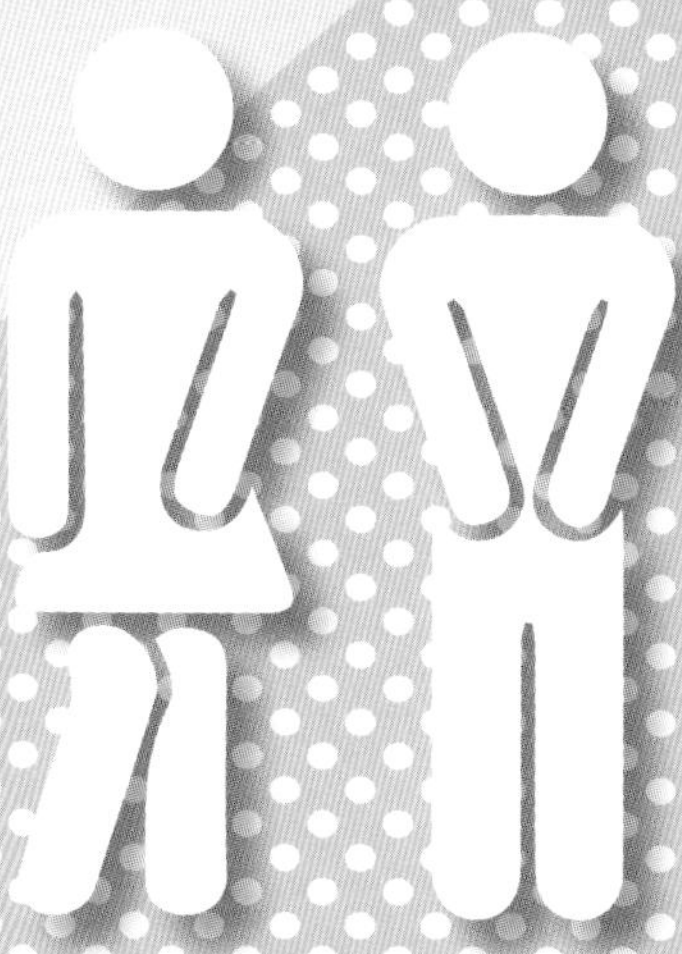

関口由紀 ● 横浜市立大学大学院医学部泌尿器病態学講座客員教授

座り姿勢が悪くて骨盤が後傾した人は、骨盤底が衰えて膀胱が下垂し頻尿・尿もれを招きやすく、骨盤臓器脱も発症

女性で**「股《こ》間に違和感がある」「股《また》のあたりに何かが下がってくる感じがする」「股から何かが出てきた」**という人は**「骨盤臓器脱」**が疑われます。骨盤臓器脱は、**骨盤内にある臓器が徐々に下がってくる女性特有の病気**です。重症化すると、**下垂《かすい》した膀胱《ぼうこう》や子宮、直腸が膣《ちつ》から飛び出てきます**。膀胱が下垂したり、ほかの臓器に圧迫されたりすると、**頻尿や尿もれが起こりやすくなります**。骨盤臓器脱が進行すると、尿道が曲がって**排尿困難**や**残尿感**、**溢流性《いつりゅう》尿失禁**が生じる人もいます。心当たりがある人は、早めに医療機関を受診しましょう。

骨盤臓器脱の重大原因は**骨盤底の衰え**です。膀胱や子宮、直腸は、体の一番底にある骨盤底というプレート臓器に支えられています。骨盤底は、骨盤底筋という筋肉や靭帯《じんたい》（骨と骨をつなぐ丈夫な線維組織）、筋膜で構成されており、出産や加齢、閉経で弱っていきます。そして**骨盤底が弱って衰えると、臓器を支えきれ**

骨盤底とは

骨盤の一番底にあるプレート臓器。骨盤底筋や靱帯、筋膜で構成されており、膀胱や子宮、直腸を支えている。女性の場合は、出産や加齢、閉経に伴って衰え、尿トラブルを招く。

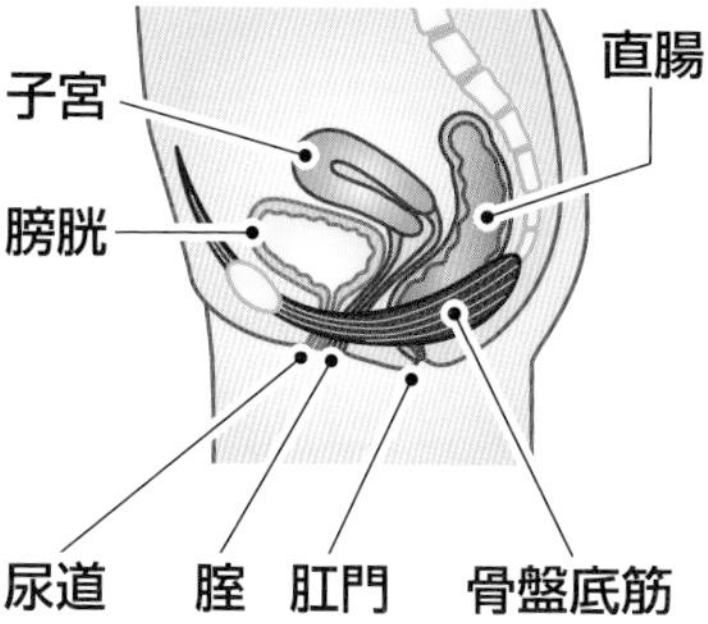

ず、膀胱や子宮、直腸が下がってくるのです。

骨盤底の衰えを防ぐためにふだんから意識していただきたいのが、**「姿勢」**です。**実は骨盤臓器脱は、骨盤が後傾した人に多く見られます**。骨盤の後傾とは、本来は正しく起きているはずの骨盤が、後ろ側に寝てしまう状態のこと。ふだんから背もたれに寄りかかってイスに座る人は骨盤の後傾が起こりやすくなります。骨盤が後傾すると、腹圧が下向きにかかりやすくなるため、骨盤底に大きな負担がかかり、傷んで衰えやすくなるのです。

また姿勢が悪い人はしっかりと腹式呼吸ができません。骨盤底を構成する骨盤底筋は、腹横筋や横隔膜《おうかくまく》、多裂《たれつ》筋などと協調しています。骨盤底筋は動かすほど強くなる筋肉です。腹式呼吸をすると腹横筋や横隔膜、多裂筋が動くのですが、骨盤底筋も連動して動くため、**正常な骨盤底の場合は、しっかり腹式呼吸をするだけで刺激されるといわれています**。ふだんから姿勢を正すことで、かかる負担を減らしたり骨盤底筋を鍛えたりすることができ、衰えの予防につながります。

骨盤の後傾を正して膀胱を引き上げる！軽い骨盤臓器脱なら改善し、膀胱の下垂が原因の頻尿や尿もれもよくなる「骨盤起こし呼吸」

骨盤臓器脱の症状を改善するには、下垂《かすい》した内臓を引き上げる必要があります。とはいえ、下垂した内臓は引き上げようと思って引き上げられるものではありません。ここでも役立つのが、骨盤底筋と密接な関係にある呼吸です。前述のように、**私たちは腹式呼吸で、骨盤底筋を動かすことができます。**

人間の頭部や胸部は頑丈な骨に囲まれた強固な構造のため、体の内外から力が加わっても、中にあるものは簡単には動かない構造になっています。ところが、おなかは頭部や胸部ほど頑丈に囲まれていません。

おなかを囲っているのは、上方の横隔膜《おうかくまく》、胴回りの腹横筋や多裂《たれつ》筋、下方にある骨盤底筋などの筋肉（インナーユニットという）です。そのため、おなかは体の内外からの影響を受けやすいのです。インナーユニットは、腹圧が変化することで、形も変わります。

内臓が引き上がるしくみ

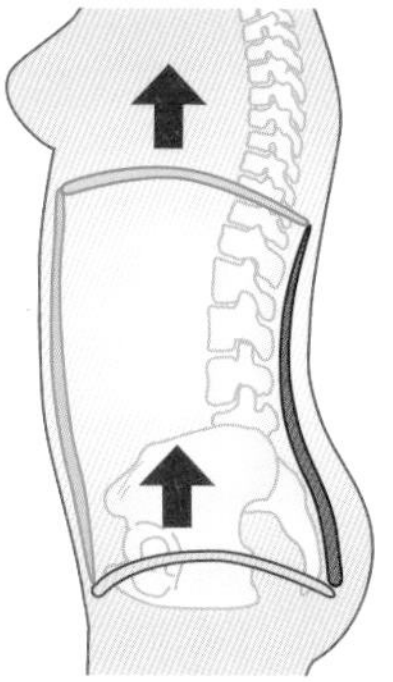

おなかは、上方にある横隔膜、胴回りにある腹横筋や背筋・多裂筋、下方にある骨盤底筋群などの筋肉に包まれた箱のようになっている。骨盤起こし呼吸で息を吐くと、横隔膜が上昇し、それにつられて内臓や骨盤底筋も引き上げられる。

息を吸うと、おなかの上方にある横隔膜が下に伸びます。すると、おなかの中の内臓は下に押され、骨盤底筋も下垂し、それにつられて子宮や膀胱《ぼうこう》などの骨盤内にある臓器も下がるのです。では、息を吐くとどうでしょう。**息を吐いたときには、横隔膜が上がるのと連動して内臓や骨盤底筋、骨盤内の臓器も引き上げられます。**

このことから、**息を吐くことに重点を置く腹式呼吸をすれば、骨盤底筋とともに下垂した骨盤内の内臓を引き上げるのに役立つ**ことがわかります。

しかし、ただ単に呼吸をすればいいわけではなく、65ページで述べた「骨盤の後傾」がある人は、まずは後傾を正すことが必須です。後傾を正さないままでは、胸郭《きょうかく》（心臓や肺を囲むようにして肋骨《ろっこつ》などで覆われたカゴ状の空間）が狭くなっているため、細く長く息を吐くことが難しいでしょう。逆に、**正しい姿勢で息を吐けば、横隔膜といっしょに**骨盤底筋や下垂した内臓が引き上げられやすくなります。

そこで考案したのが**「骨盤起こし呼吸」**です。**骨**

骨盤底筋の後ろ側を鍛える

骨盤起こし呼吸 1

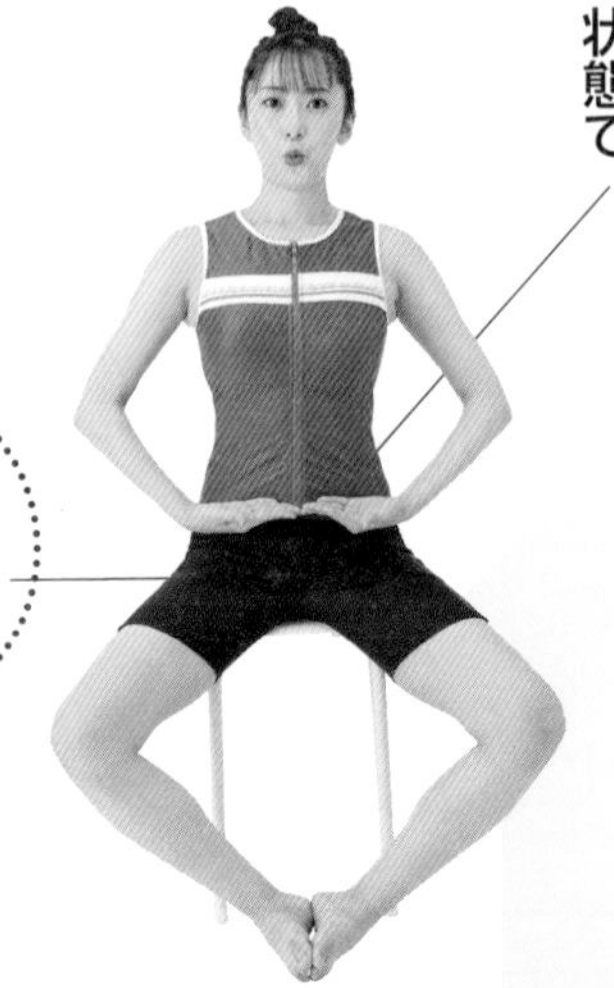
骨盤を起こした状態で
肛門をギューッと締める

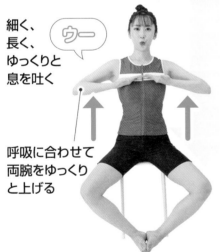

ポイント **背骨にしっぽがついているイメージで、しっぽをギューッと内側に巻き込むように肛門を締める**

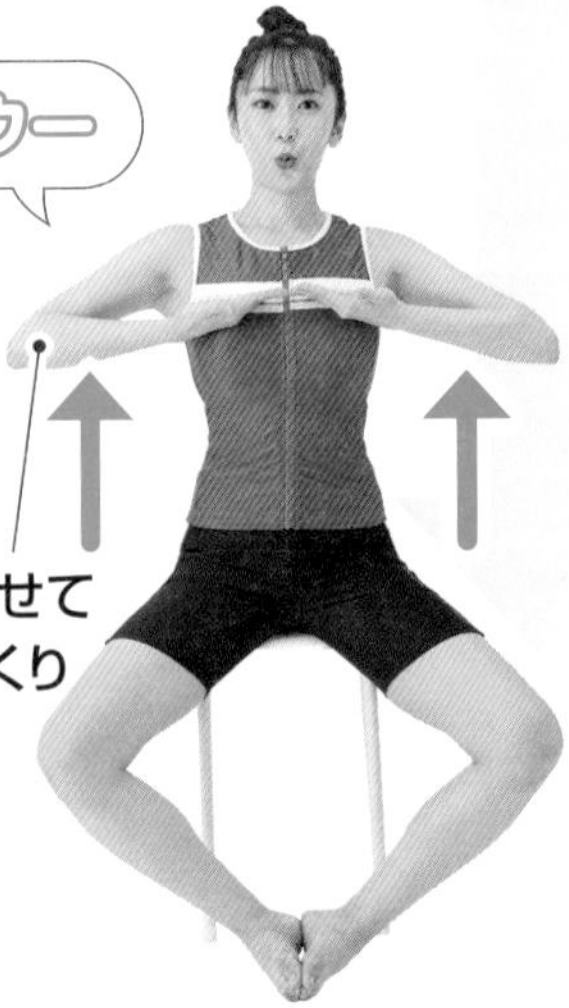
ウー
細く、長く、ゆっくりと息を吐く
呼吸に合わせて両腕をゆっくりと上げる

ポイント **息が続かない人は3秒でもいい。余裕のある人は5秒より長くてもいい**

盤の後傾を正した状態で腹式呼吸をすることで、下垂した内臓を引き上げるほか、骨盤底筋を鍛えたり、骨盤が起きた正しい姿勢を定着させたりする効果が期待できます。実際に、この体操を実践して、軽い骨盤臓器脱をはじめ膀胱の下垂が原因の頻尿や尿もれが改善した患者さんがたくさんいます。なお、骨盤臓器脱がある人は、**症状を悪化させる便秘を改善したり、腟《ちつ》から出ている臓器を指で押し戻したりするなどの基本も忘れないようにしましょう。**

骨盤底筋の前側を鍛える

骨盤起こし呼吸 2

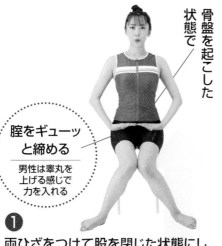

ポイント
横隔膜が引き上げられていくのをイメージしながら息を細く長くゆっくりと吐く

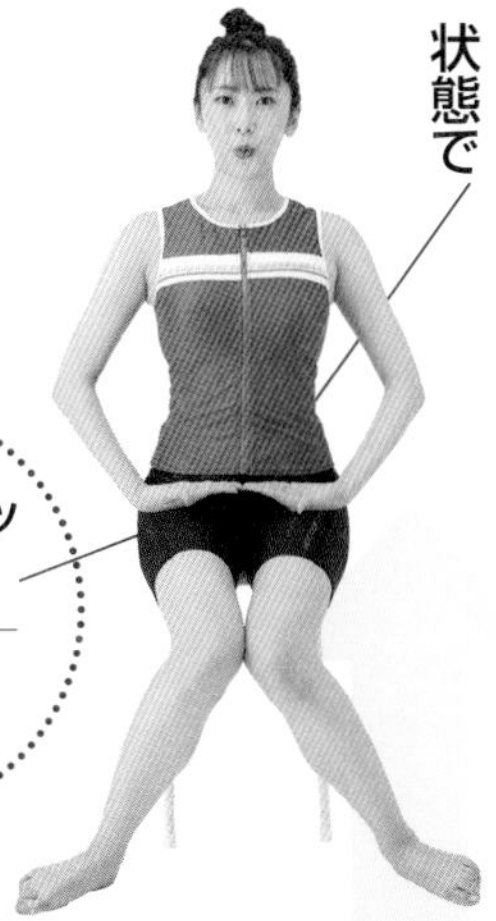

骨盤を起こした状態で
腟をギューッと締める
男性は睾丸を上げる感じで力を入れる

❶
両ひざをつけて股を閉じた状態にし、両足先はできるだけ外側に開く。
女性はおしっこを途中で止める感じで腟をギューッと締める。
男性は睾丸を上げる感じで力を入れる。

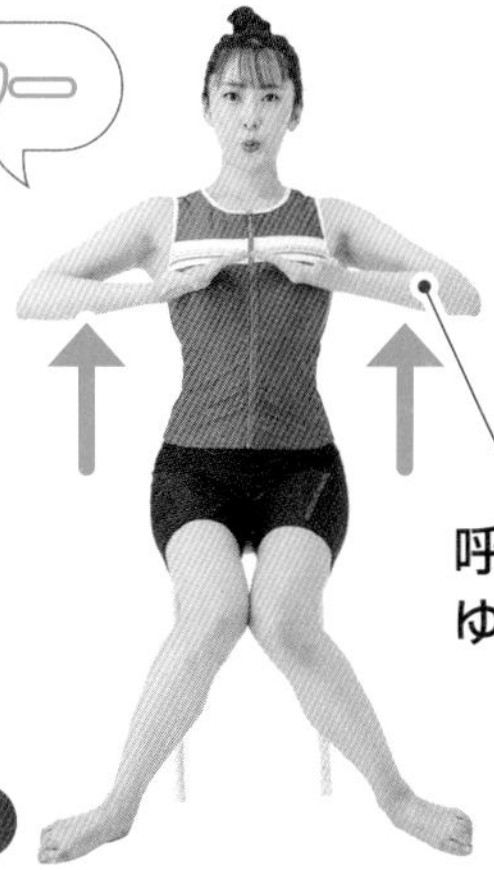

ウー
呼吸に合わせて両腕をゆっくりと上げる

❷
❶の状態で「ウー」といいながら5秒かけてゆっくり息を吐く。このとき、息を吐きながら両腕を胸の位置まで持ち上げる。吐ききったら❶の姿勢に戻って息を吸う。

1と2をそれぞれ5回ずつ行って1セット 約1分

1日5セット以上行うといい

❶
骨盤を起こした状態でイスに座って両足の裏を合わせ、背すじを伸ばして股を開く。両手は足のつけ根のところに置き、肛門をギューッと締める。

❷
❶の状態で「ウー」といいながら5秒かけてゆっくり息を吐く。このとき、息を吐きながら両腕を胸の位置まで持ち上げる。吐ききったら❶の姿勢に戻って息を吸う。

症例報告

骨盤臓器脱で膀胱が下がり、頻尿・尿もれに悩んだが、骨盤起こし呼吸で全部改善

村田《むらた》リツさん（仮名・80歳）は、昔から頻尿に悩んでいましたが、75歳を超えてからはさらに悪化して1日15回もトイレに行くようになり、ここ数年は尿もれもあったそうです。ある日、膣《ちつ》の入り口に何かが下がった感じ（下《か》垂《すい》感）がしたため、入浴中にさわったところ膣からピンポン玉のようなものが出ていることに気づきました。そこで、私のところを受診したのです。診察すると、村田さんは**骨盤臓器脱の一つである「膀胱瘤《ぼうこうりゅう》」の初期段階で、それが原因で頻尿や尿もれが起こっている**と考えられました。そこで膀胱の収縮を抑える薬を飲んでもらうとともに、セルフケアとして「骨盤起こし呼吸」と膀胱訓練*を指導しました。

村田さんは、薬を欠かさず飲み、膀胱訓練と骨盤起こし呼吸を実践しました。すると、3ヵ月後には排尿回数が1日8回に半減し、尿もれもほぼしなくなったのです。下垂感も改善し、今では外出の不安も消え快適な生活を送れています。

＊ 膀胱にためられる尿の量を増やすトレーニング。くわしくは31ページを参照。

第5章

「夜だけ頻尿」に悩む人は、ひざ下のむくみが真の原因で、夕方の「むくみ取り歩き」で退き朝まで熟睡

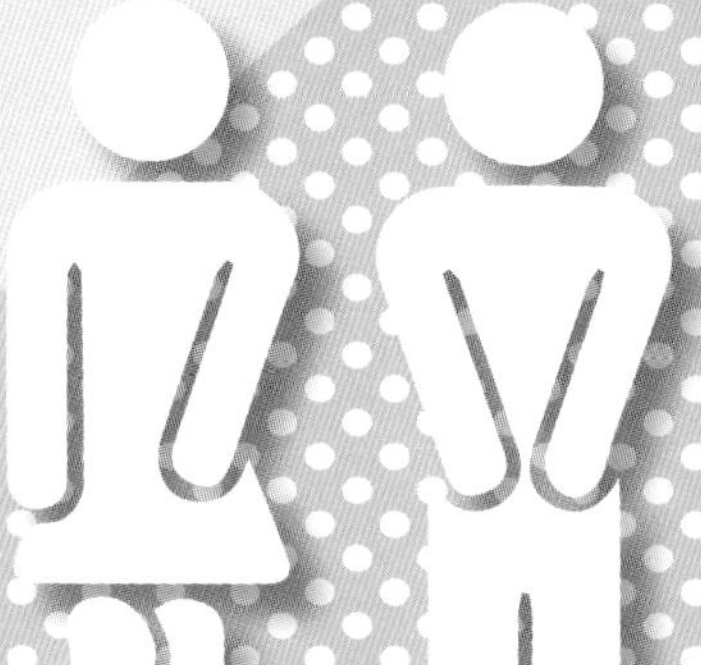

髙橋　悟 ● 日本大学医学部泌尿器科学系主任教授

夜間頻尿の大半は水分の過剰摂取で起こるが、夜だけ頻尿で悩むなら血液が下半身にたまるひざ下のむくみが原因

夜間、排尿のために1回以上起きる症状を夜間頻尿といいます。**夜間頻尿に悩む人は加齢とともに増え、起きる回数も増加します。**夜間頻尿が続くと慢性的な睡眠不足に陥り、日中に倦怠《けんたい》感や眠けが生じて、ＱＯＬ（生活の質）の低下につながります。高齢者では、夜間寝ぼけた状態でトイレに行くことで、転倒して骨折する危険性も高くなります。

夜間頻尿は**過活動膀胱《ぼうこう》**や**前立腺《ぜんりつせん》肥大**のほか、夜間に尿量が増える夜間多尿が原因のこともあります。夜間多尿の大半は**水分のとりすぎ**で起こるので、「排尿日誌」をつけて自分の水分摂取量を見直してみてください（くわしくは１０８ジペーを参照）。**塩分のとりすぎ**も夜間頻尿の原因の一つです。塩分をとりすぎると、体から余分な塩分を出すために尿量が増加します（くわしくは１１２ジペーを参照）。

そして最近、夜間頻尿の新たな原因として注目を浴びているのが、血液が下半

身にたまる **「ひざ下のむくみ」** です。特に、日中は問題ないのに夜だけ頻尿になる人は、このひざ下のむくみが原因の可能性大です。心臓から送り出された血液は、動脈を通って全身の細胞に酸素を届け、二酸化炭素などの老廃物を回収しながら静脈を通って心臓へと戻ります。このとき、心臓より低い位置にある足の静脈は重力に逆らって血液を押し上げなければなりません。そのため、どうしても足に血液が滞り、ひざ下がむくみやすくなってしまうのです。**特に運動不足の人や日中に立ち仕事をしている人は、足に血液がたまりがちです。**

足がむくんだ状態で、夜、睡眠を取るために横になると、心臓と足の高さが同じになります。すると、重力の影響も体の部位による高低差もなくなるので、日中に下半身にたまった血液が心臓に戻るのです。血液が戻ると、心臓にある体の水分量を感知するセンサーが働き、体内の余分な水分を排出するために、利尿ペプチドというホルモンを分泌《ぶんぴつ》します。利尿ペプチドは腎臓《じん》に働きかけて排尿を促す働きがあるため、就寝中にトイレに行きたくなるのです。

実はひざ下のむくみによる夜間頻尿は、ちょっとしたセルフケアで改善します。

1週間ほど続けることで、毎晩トイレに起きていた人が起きなくてすむようになることも少なくありません。次《ジペー》からはセルフケアのやり方を紹介します。

ひざ下のむくみで夜間頻尿になるのは、むくみ部分の血液が夜寝ると尿になるためで、就寝3時間前に「あおむけ足上げ」を行え

ひざ下のむくみが原因で夜間頻尿になるのは、むくみ部分にたまった血液が横になったときに心臓に戻ってしまうからです。

そこで、試したいのが足を心臓よりも高く上げて、血液が心臓へ戻るのを促す**「あおむけ足上げ」**です。

「心臓へ血液がたくさん戻ったら尿量が増えるのではないのか」と不安に思うかもしれません。確かにそのとおりですが、あおむけ足上げは**就寝3時間ほど前**に行います。つまりは、**就寝前に余分な水分の排出を促し、下半身に血液がたまっていない状態で床に就いて、夜間頻尿を改善させようというわけ**です。

あおむけ足上げでは、あおむけに寝て両足を床から10～15㌢ほど上げます。このとき、ふくらはぎの下にクッションなどを置いて支えにするといいでしょう。

そのまま、足を上げた状態を15分ほどキープしてください。

足を高く上げるほど血液が心臓へと戻りやすくなるので、痛くない程度に足を高く上げるのがおすすめです。足を上げるとひざや腰が痛むときは、高さを変えたり、ひざを曲げたりするなどの工夫をしましょう。

また、**ふくらはぎのマッサージ**も夜間頻尿を防ぐのに有効です。マッサージをするときは、両手で輪を作るようにしてふくらはぎを包み込み、**下から上へ、適度な圧をかけながらやさしくなでるようにもみ上げる**といいでしょう。ふくらはぎの血流が促され、むくみの改善に役立ちます。行うタイミングは**夕食後少したってからで、時間は左右の足で合計15〜20分ほどが目安**です。

ふくらはぎは第二の心臓とも呼ばれ、血液を下から上へと流すポンプの役割をしています。具体的には、ふくらはぎの筋肉が収縮と弛緩《しかん》をくり返して、下半身の静脈を圧迫し、ポンプのように血液を心臓へ向けて押し上げるのです。

このふくらはぎの筋肉のポンプ作用は運動不足で低下し、血液が下半身にたまりやすくなります。特に立ちっぱなし、座りっぱなしが続くときは、爪先《つまさき》立ちやかかとの上げ下げのほか、座ったまま足踏みをするなど、こまめに足を動かしてください。これだけでも夜間頻尿の対策に役立ちます。ぜひ日常生活の中に取り入れてみてください。

就寝３時間前に行う　**夜間頻尿対策 ①**

あおむけ足上げ

就寝3時間前にあおむけになり、ふくらはぎの下にクッションなどを置いて、両足を床から10〜15センチほど上げた状態を保つ。

ポイント 足を上げるとひざや腰が痛むときは上げる高さを変えたりひざを曲げたりしてもいい

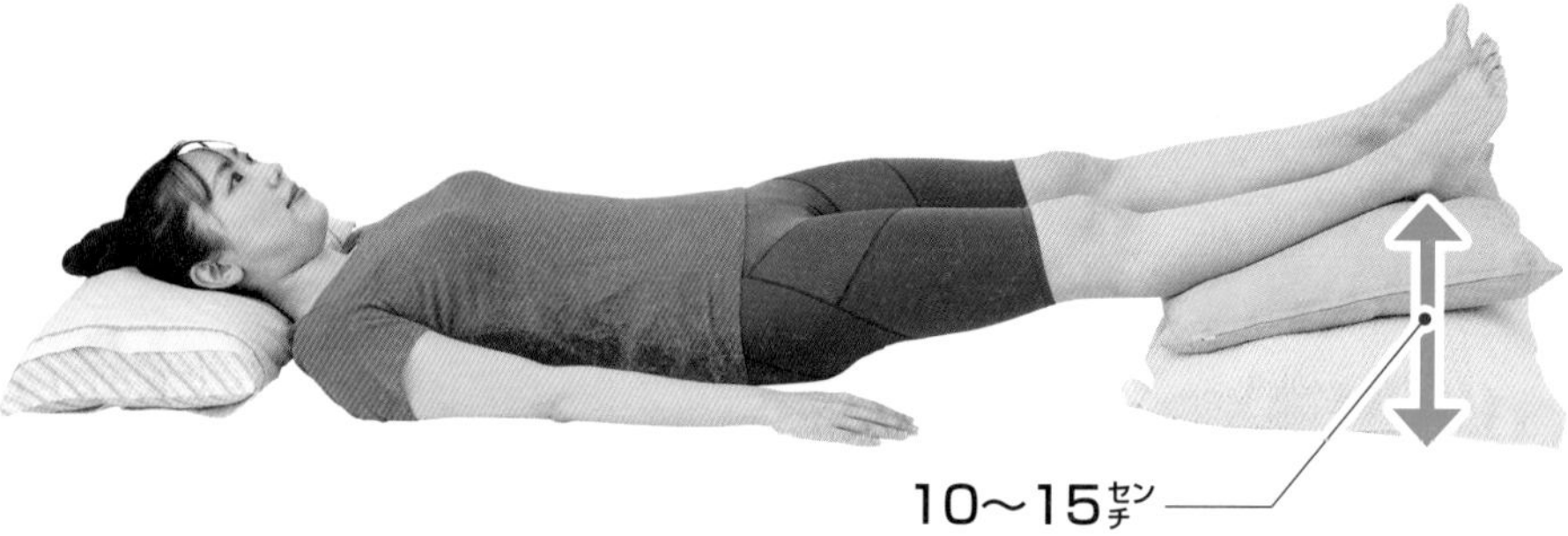

あおむけ足上げは 15分 行う

就寝する3時間前に行う

足をより高く上げると効果がアップ！

足を高く上げても痛くない場合は、壁やイスなどを利用して無理のない高さまで足を上げる。足の位置を高くするほうが、心臓に血液が戻りやすくなる。

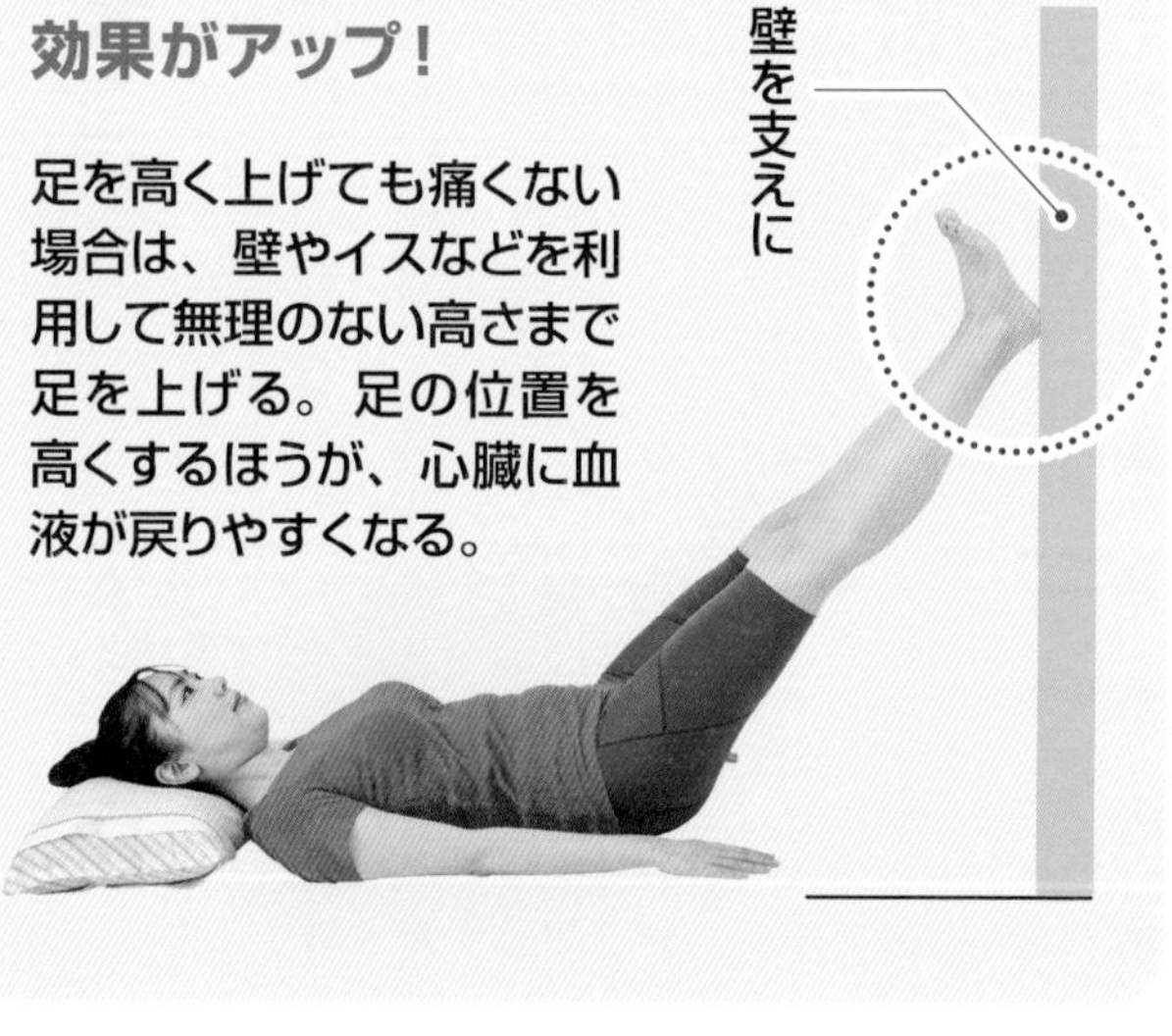

下から上へもみ上げよう

夜間頻尿対策 ❷

ふくらはぎマッサージ

❶

両手で輪を作るようにしてふくらはぎを包み込み、下から上へ、適度な圧をかけながらやさしくなでるようにもみ上げる。

気持ちよく感じる強さで もんだり、さすったりする

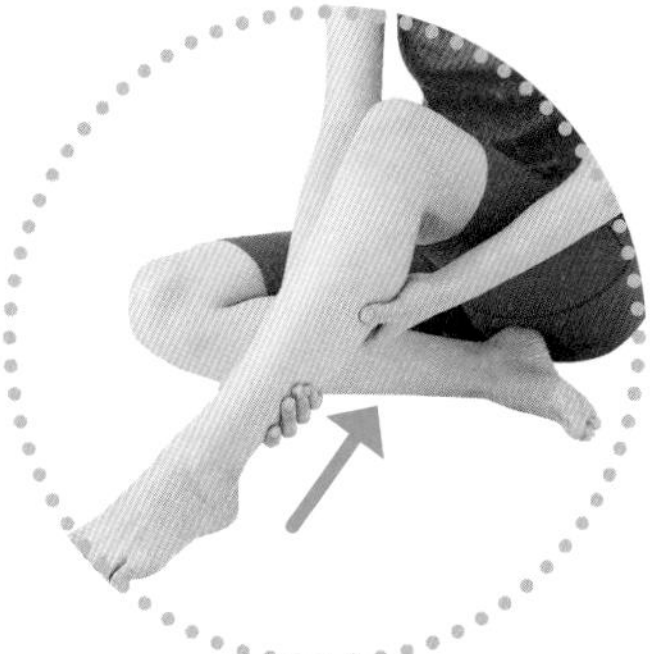

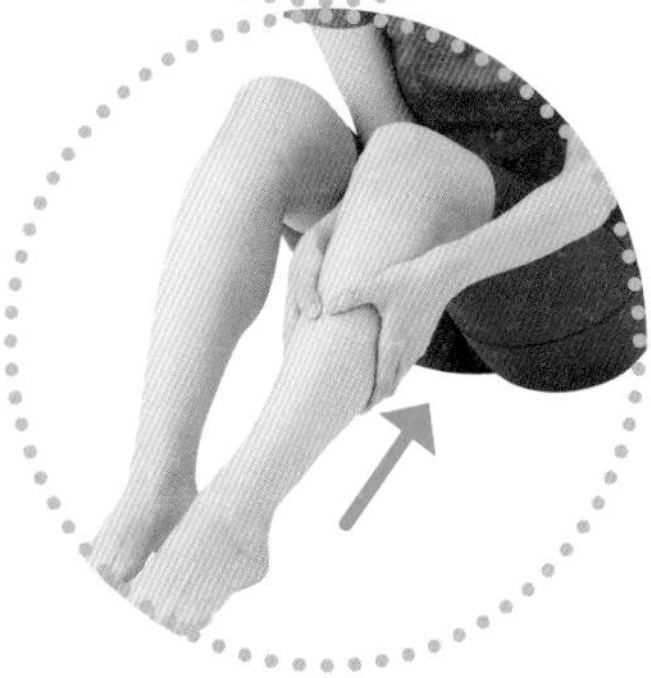

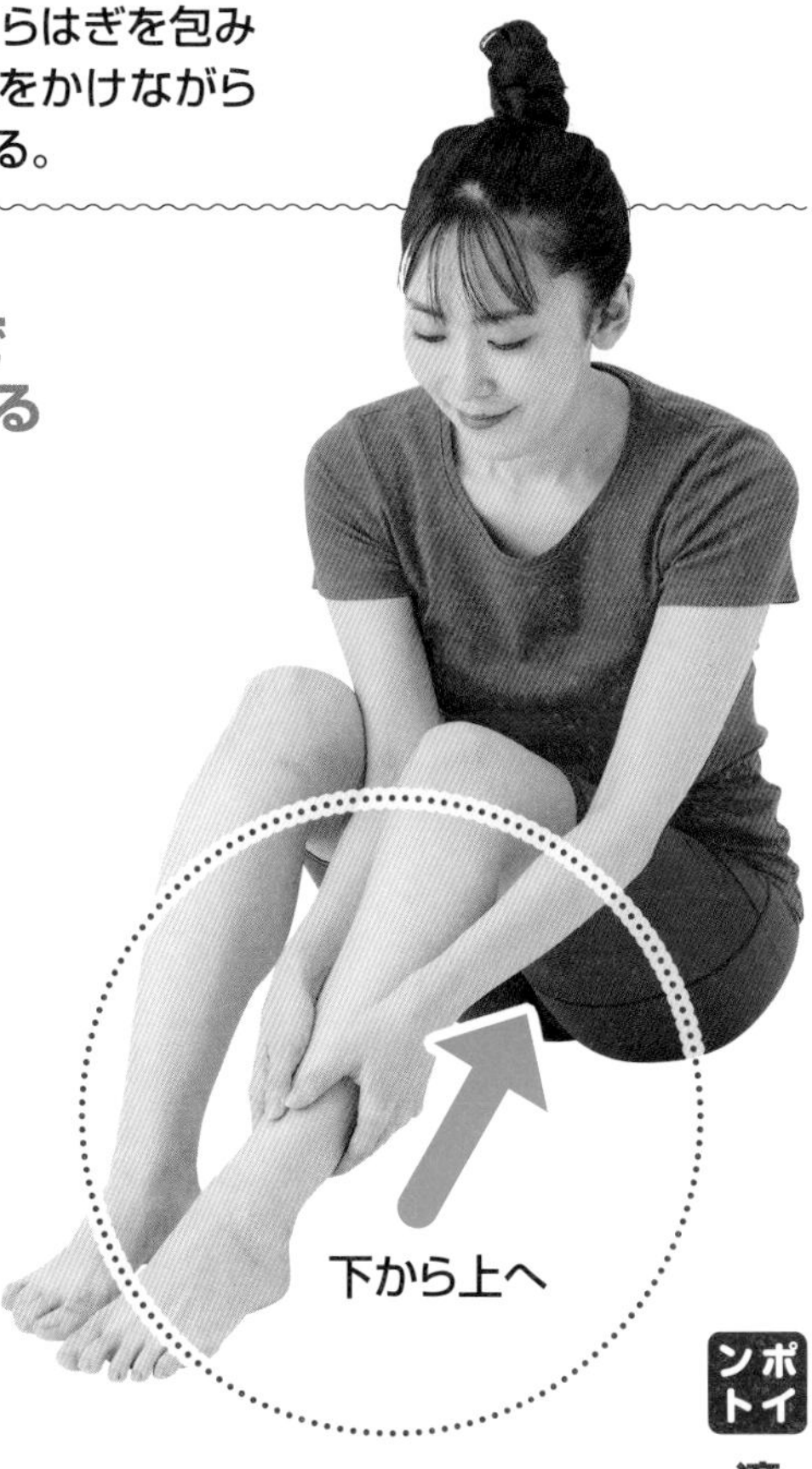

❷

反対側の足も同じように行う。

ポイント 適度な圧をかけながら行う

❶を行って 1分

両足合わせて 10セット（20分） 行う

足上げでも夜間頻尿が解消できないなら、足の運動でむくみを取るのがよく夕方に「むくみ取り歩き」を行え

あおむけ足上げやふくらはぎマッサージをしても、夜間頻尿が改善しないなら、**「むくみ取り歩き」**を実践しましょう。ふくらはぎのポンプ作用は、運動不足や加齢が原因で低下します。そのため、**下半身をよく動かして、ふくらはぎの筋肉を刺激し、ポンプ作用を低下させないことが大切**なのです。

そのためには、やはり歩くことが最も簡単で効果も大きく、下半身にたまった血液を上半身へ戻してむくみを改善するのに役立ちます。

むくみ取り歩きをするさいに気をつけたいのは、行うタイミングです。ウォーキングというと朝行う人が多いのですが、**夜間頻尿の場合は、むくみが出やすい午後から夕方にかけての時間帯が適しています**。あまり早い時間に行って実施後にまた下半身に血液がたまると意味がなくなってしまうからです。

汗を多少かいたほうが、余分な水分を汗でも排出できます。そのため、ふつう

歩幅は広めに速く歩く　**夜間頻尿対策 ❸**

むくみ取り歩き

ポイント　午後から夕方にかけて30分を目安に行う

ひじを軽く曲げる
あごを軽く引き、やや遠くを見る
ふくらはぎを意識する
ひざを伸ばす
かかとから着地する
爪先からけり出す

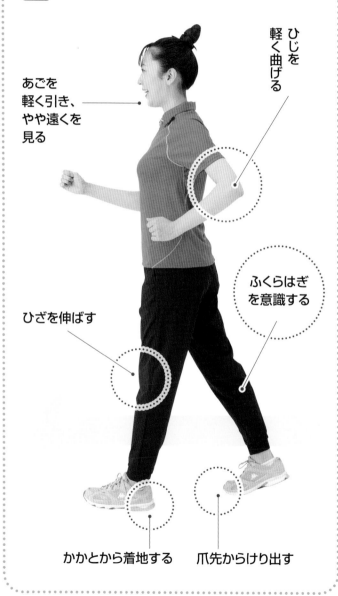

に歩くよりも、**ややきついと感じる速さがおすすめ**です。なお、**少し歩幅を広くして歩くと、ふくらはぎの筋肉をより強く刺激することができます。**

ひざ下のむくみそのものを防ぐには弾性ストッキングを朝からはけばよく、夜間頻尿の治療ガイドライン最新版でも推奨

夜間頻尿の重大原因であるひざ下のむくみを防ぐのに有効なアイテムが**「弾性ストッキング」**です。2020年に11年ぶりに改訂された**「夜間頻尿診療ガイドライン第2版」でも、改善に役立つ行動療法の一つとして推奨**されています。

弾性ストッキングの特徴は、足首付近の圧迫力が最も強く、上に向かうほど圧迫力が弱くなる構造になっている点です。これにより、重力で血液が下方に移動するのを防ぐとともに、足先から心臓へ血液が戻るのを促進し、ひざ下のむくみを予防・改善します。弾性ストッキングには、いろいろなタイプがありますが、ひざ下のむくみ対策にはハイソックスタイプが適しています。圧迫感が気になる人は、**最初は少し大きめのサイズを選んで朝起きたらすぐに着用し、夕方まではきつづけましょう。**圧迫感が強いと感じるときは、着用時間を短くしてください。なお、**糖尿病や心臓病の人は、着用前に担当医に相談**しましょう。

第6章

男性の頻尿・尿もれの原因は誰にでも起こる前立腺肥大で、改善の秘訣は下半身の筋力・血流をアップする「骨盤スクワット」

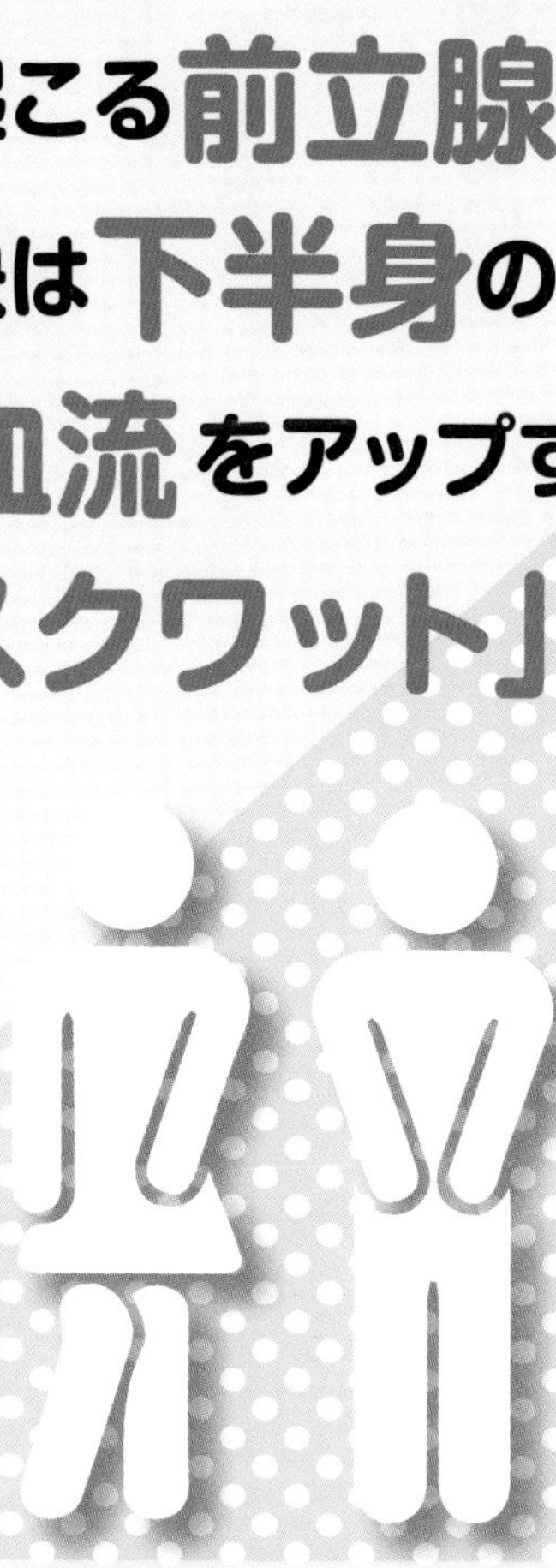

近藤幸尋 ● 日本医科大学大学院医学研究科男性生殖器・泌尿器科学教授
奥井識仁 ● 神奈川歯科大学教授

前立腺肥大症は誰にでも起こるが、特に下半身の血流・筋力不足で重症化し、デスクワーカーやドライバーは要注意

「尿の切れが悪い」「残尿感がある」「急に尿意を催す（尿意切迫感）」「トイレが近い」「尿が途切れる」「尿が少しずつもれる（溢流性《いつりゅう》尿失禁）」……。以上は男性に多い「前立腺《ぜんりつせん》肥大症（一般的に前立腺肥大ともいう）」の代表的な症状です。

前立腺は男性特有の臓器で、膀胱《ぼうこう》のすぐ下に尿道を取り囲むように位置しています。大きさはクルミ大で、精液を作るのが主な役割です。前立腺肥大症は中高年男性に多く、前立腺が肥大して膀胱や尿道を圧迫し、さまざまな尿トラブルを招きます（85ページの図を参照）。放置して重症化すると、最悪の場合、自分ではほとんど排尿できなくなって、腎《じん》機能の低下をはじめとする重篤《じゅうとく》な合併症を招きかねません。心当たりがある場合は、早めに医療機関を受診しましょう。

まだはっきりとわかっていませんが、前立腺肥大症は、男性ホルモンの一種であるテストステロンの分泌《ぶんぴつ》量の低下が一因と考えられています。また、下半身の

血流不足も、前立腺を充血させ肥大傾向を強める可能性があると考えられます。

特に車を長時間運転するドライバーやデスクワーカーは一日中座りっぱなしで、血流が悪くなりやすいので要注意です。さらに、座りっぱなしで、運動不足が続くと、尿意をコントロールする骨盤底筋や尿道括約《かつやく》筋も衰えるため、その点でも尿トラブルを招きやすくなります。

（近藤幸尋）

国際前立腺症状スコア（IPSS）

これは、病院の問診でも使うチェック票で、前立腺肥大症の可能性の有無や重症度の見当がつきます。男性で尿トラブルがある人は、ぜひチェックしてみてください。

どれくらいの割合で次のような症状がありましたか	全くない	5回に1回より少ない	2回に1回より少ない	2回に1回くらい	2回に1回より多い	ほとんどいつも	スコア
この1ヵ月の間に、尿をしたあとにまだ尿が残っている感じがありましたか	0	1	2	3	4	5	
この1ヵ月の間に、尿をしてから2時間以内にもう一度しなくてはならないことがありましたか	0	1	2	3	4	5	
この1ヵ月の間に、尿をしている間に尿が何度もとぎれることがありましたか	0	1	2	3	4	5	
この1ヵ月の間に、尿を我慢するのが難しいことがありましたか	0	1	2	3	4	5	
この1ヵ月の間に、尿の勢いが弱いことがありましたか	0	1	2	3	4	5	
この1ヵ月の間に、排尿をしはじめるときにおなかに力を入れることがありましたか	0	1	2	3	4	5	
この1ヵ月の間に、夜寝てから朝起きるまでに、何回尿をするために起きましたか	0回 0	1回 1	2回 2	3回 3	4回 4	5回 5	

IPSS	合計　点

IPSS重症度	軽度（0～7点）	中等症（8～19点）	重症（20～35点）

※あくまでも目安です。確定診断は病院で受けてください。

出典：「男性下部尿路症状・前立腺肥大症診療ガイドライン」を改変

足腰の血流・筋力をアップし、前立腺肥大による頻尿・尿もれを改善！足を少し広げて腰を落とす「骨盤スクワット」

下半身の血流不足や筋力の低下は前立腺《ぜんりつせん》肥大による症状を悪化させる可能性があります。そこで、**男性は前立腺肥大による頻尿や尿もれを予防・改善するために、下半身の血流と筋力をアップさせる運動をしましょう。**また、前立腺肥大の原因の一つには、テストステロンという男性ホルモンの分泌《ぶんぴつ》量の低下が考えられます。このテストステロンは、大きな筋肉を鍛えることで増やせる可能性があり、その点でも運動がおすすめです。

そこで、前立腺肥大をはじめ、尿トラブルで悩む男性に試していただきたいのが「骨盤スクワット」です。骨盤を後ろに落としていくイメージで、股《こ》関節を曲げながら腰を落としはじめ、ゆっくりとひざを曲げましょう。骨盤スクワットを行うことで、**体の中でも特に大きい筋肉である、太もも前面の大腿《だいたい》四頭筋や後ろにある大腿二頭筋（ハムストリングスと呼ばれる）、おなか前面の腹直筋、お尻《しり》の**

大臀《だいでん》筋を鍛えることができます。それだけではありません。骨盤スクワットは、骨盤底筋の強化も期待できるほか、前立腺や膀胱《ぼうこう》の血流も促すため、頻尿を招く**冷えの改善**にも役立ちます。また、骨盤スクワットは腹直筋を刺激するので、**便秘対策にもおすすめ**です。便秘になると、腸にたまった便が尿道を圧迫して前立腺肥大の症状を強めたり、いきむときに前立腺が圧迫されて、ますます血流が悪くなったりします。便秘の人は、早めの対処が肝心なのです。

くわしいやり方は、次㌻で紹介します。継続することが大切なので、無理をせず、できる範囲で行いましょう。

（奥井識仁）

前立腺肥大とは

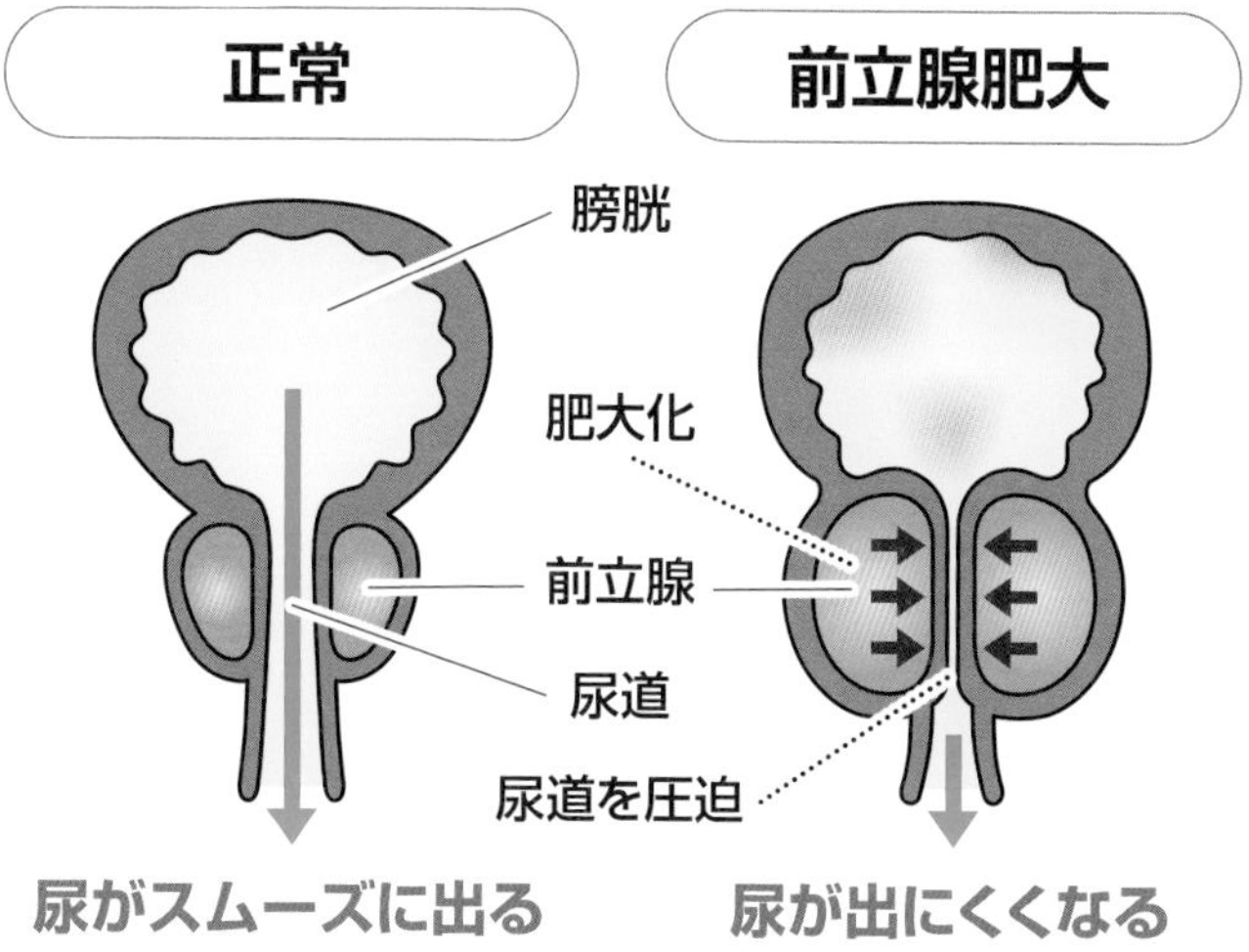
正常
前立腺肥大
膀胱
肥大化
前立腺
尿道
尿道を圧迫
尿がスムーズに出る
尿が出にくくなる

前立腺は、精液を作る男性特有の器官。尿道を取り囲んでいるため、前立腺が肥大すると尿道を圧迫し、排尿困難や頻尿、尿もれを招く。さらに肥大が進行すると、尿意があっても排尿できなくなる「尿閉」が起こる場合もある。また、合併症として、膀胱結石や膀胱感染症を引き起こす危険性が高くなる。

骨盤スクワット

注意　**特に高齢の人や運動不足の人は転倒を防ぐために必ずイスの背につかまって行う。慣れてきたらつかまらずに行ってもいい**

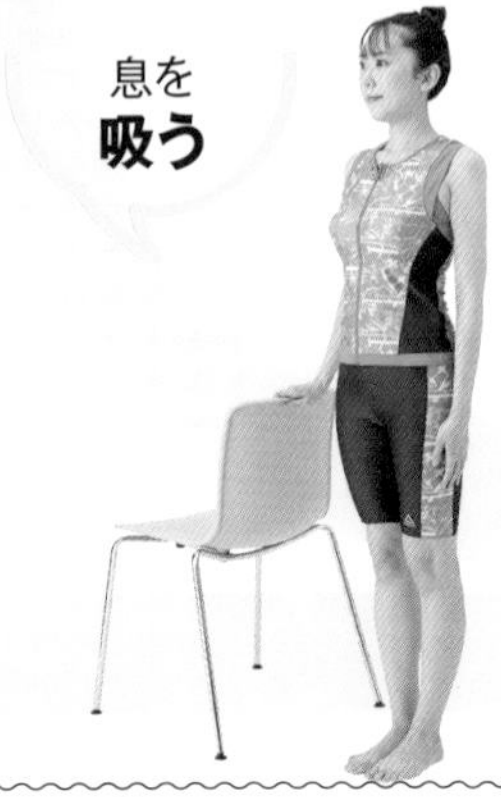

息を
吸う

❶
イスの背をつかみ、
背すじを伸ばして立ち、
息を吸う。

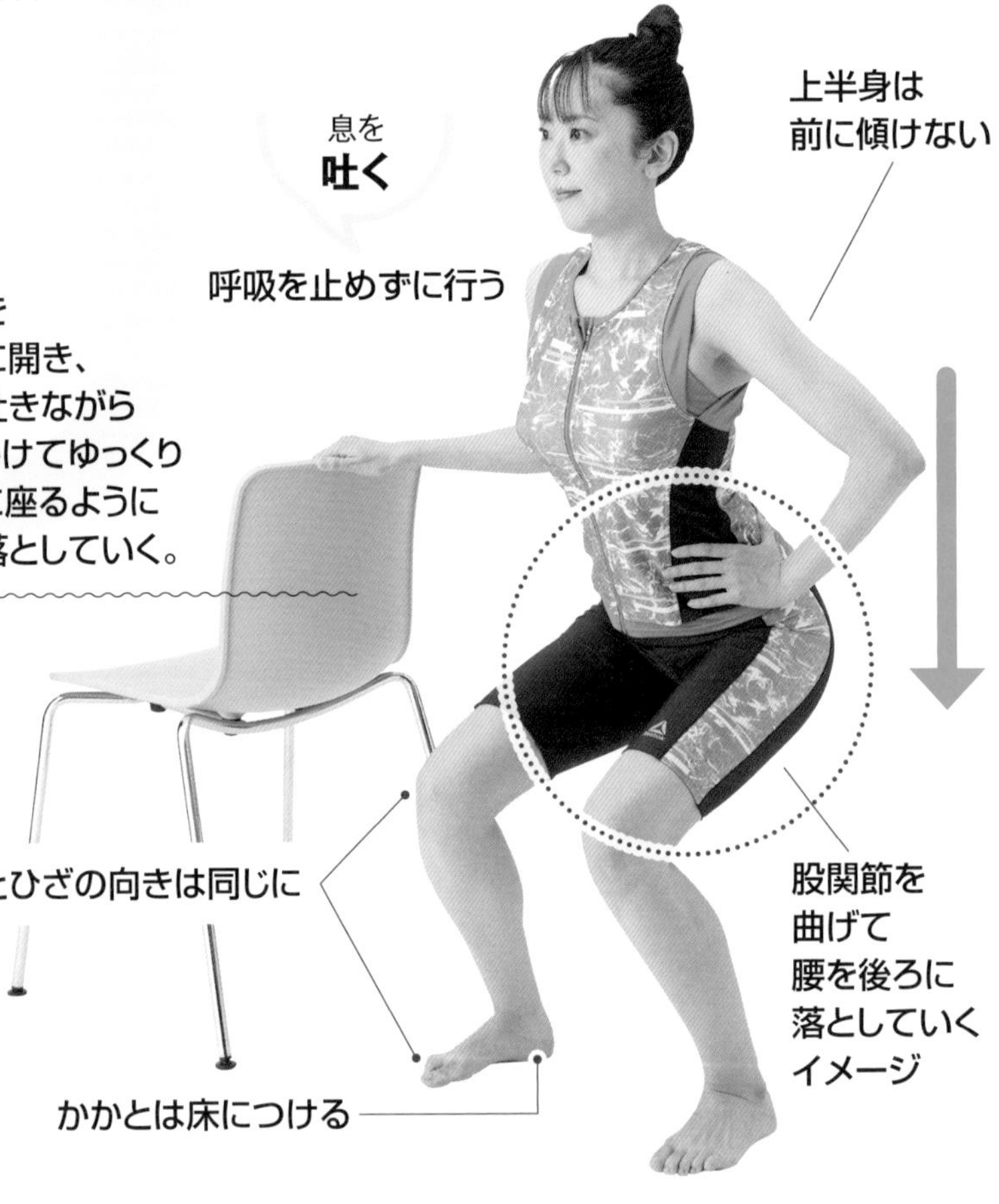

息を
吐く
呼吸を止めずに行う
上半身は
前に傾けない
爪先とひざの向きは同じに
股関節を
曲げて
腰を後ろに
落としていく
イメージ
かかとは床につける

❷
両足を
肩幅に開き、
息を吐きながら
5秒かけてゆっくり
イスに座るように
腰を落としていく。

❷〜❸を
5〜6回くり返し
1分

朝・昼・晩
行うといい

下半身の筋力・血流をアップする

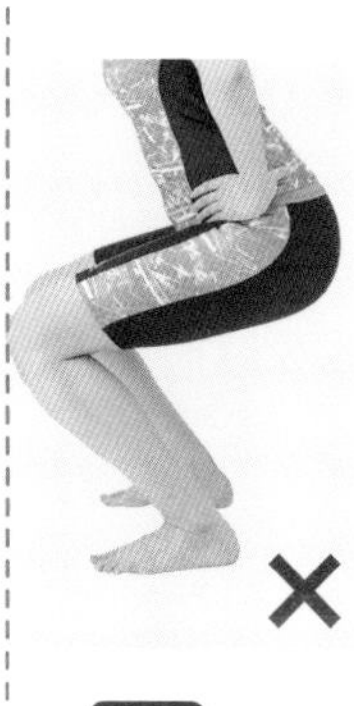

ポイント
ひざを痛める危険があるので
ひざと爪先の向きは同じにし、
ひざが爪先より前に出ないように注意する

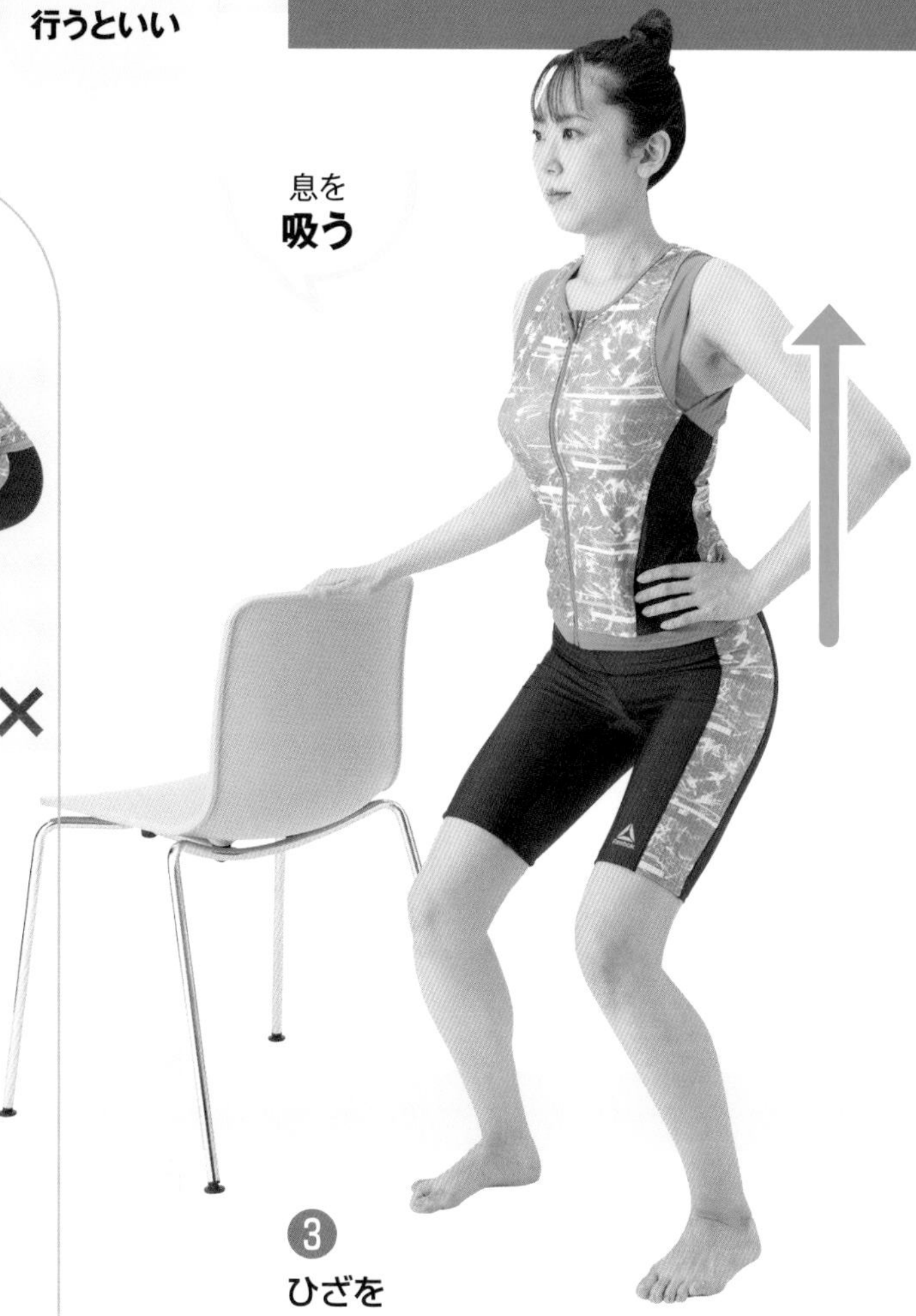

❸
ひざを
90度近くまで曲げたら、
息を吸いながら
5秒かけて
もとの姿勢に戻る。

注意　ひざの調子に合わせて
曲げる角度を浅くしてもいい。
無理のない範囲で行う

症例報告

前立腺肥大で増えた排尿回数が骨盤スクワットで減った！ 残尿感も軽減し、夜間頻尿も防げた人多数

私は、骨盤スクワットを前立腺《ぜんりつせん》肥大の症状改善や進行予防のために、患者さんにセルフケアの一環としてすすめています。患者さんの中には、**骨盤スクワットを行うことで以前よりも排尿回数や尿もれの頻度が減った人がおおぜいいます。**例えば、**1時間に1回、トイレに行っていた人は2時間に1回に減った**などという話も聞かれます。それ以外に、**「夜間頻尿が解消し、夜もぐっすり眠れるようになった」「残尿感が軽減し、気持ちいい排尿ができた」**といった患者さんもいます。

また、**骨盤スクワットは、骨盤底筋の衰えによる女性の尿トラブルにも効果的**です。ある女性の患者さんは、産後ダイエットのためにジョギングを始めたところ、尿もれに悩まされるようになりました。そこで彼女には手術をするとともに、再発防止のために骨盤スクワットを指導しました。骨盤スクワットの効果もあり、彼女は今も尿もれとは無縁の生活を送っているそうです。

（奥井識仁）

男性に多い排尿後のチョイもれも前立腺肥大症による残尿が原因で、防ぐ秘策は排尿後の「尿道絞り」

中高年の男性に多く見られる排尿後の「チョイもれ」は、専門的には**「排尿後尿滴下《にようてきか》」**といいます。**尿を出しきったつもりでも、その後すぐに尿道内の球部尿道と呼ばれる部分に残っていた尿がジワジワともれ出る現象**です。

チョイもれの原因は、主に二つです。一つは、加齢に伴う尿道を締める球海綿体筋という筋肉の収縮力の低下。もう一つは、尿を出す勢い（専門的には尿勢という）がなくなることです。尿勢が低下すると、どうしても尿が球部尿道に残りやすくなります。男性は前立腺《ぜんりつせん》肥大症（一般的に前立腺肥大ともいう）で、尿勢が低下するケースが多く見受けられます。

チョイもれを防ぐ自力対策としておすすめなのが**「尿道絞り（ミルキング）」**。**排尿後、陰嚢《いんのう》の裏側あたりにある球部尿道から尿道の出口に向け、指でこするようにして尿道内に残った尿を絞り出す方法**です。出てきた尿は、トイレットペーパーなどで受けるようにします。チョイもれの根本的な解決ではないものの、予防には絶大な効果があるので、ぜひ試してみてください。

（近藤幸尋）

チョイもれを防ぐ「尿道絞り」のやり方

男性の泌尿器の構造

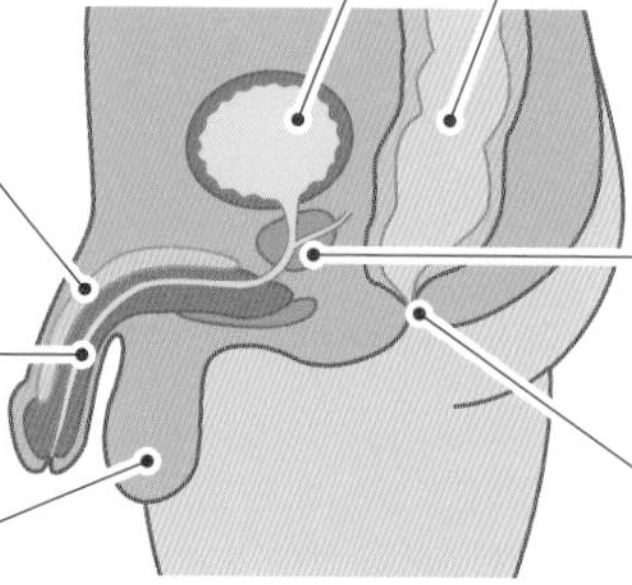
膀胱
直腸
陰茎
前立腺
尿道
肛門
陰嚢

1 陰嚢の裏側あたりに位置する球部尿道に尿が残る。ここに人さし指と中指を当て、親指を陰茎の上に置く。

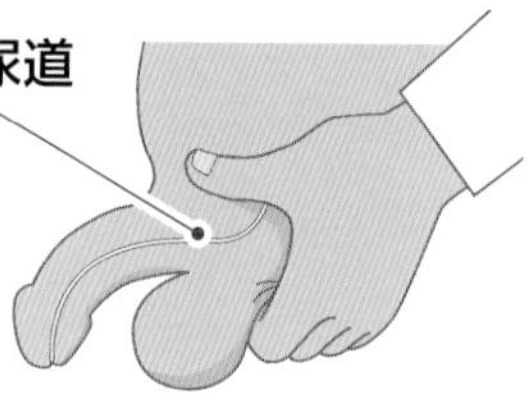
球部尿道

2 そのまま尿道の出口に向け、指でこするようにして球部尿道に残った尿を絞り出す。出てきた尿は、トイレットペーパーなどで受ける。

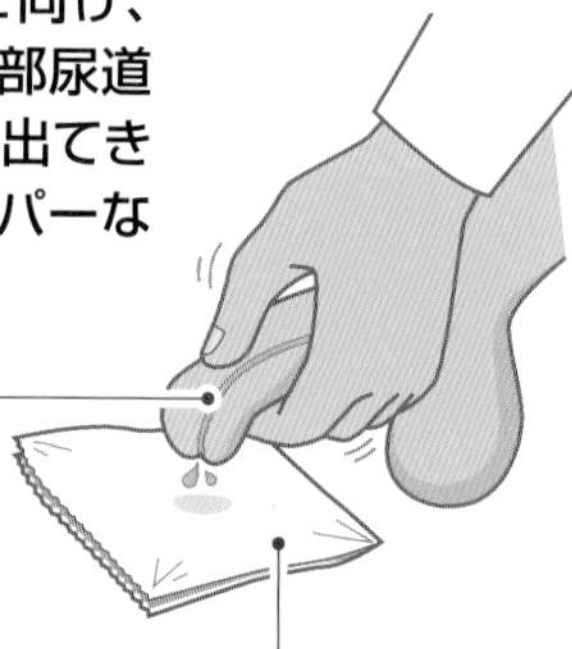
尿道
トイレットペーパー

外出先のトイレでは個室を利用するといい。

第7章

尿意コントロール生活
日常生活編

急な尿意の止め方や夜間頻尿を防ぐアロマ、もれない洋服選びなど、すべて教えます

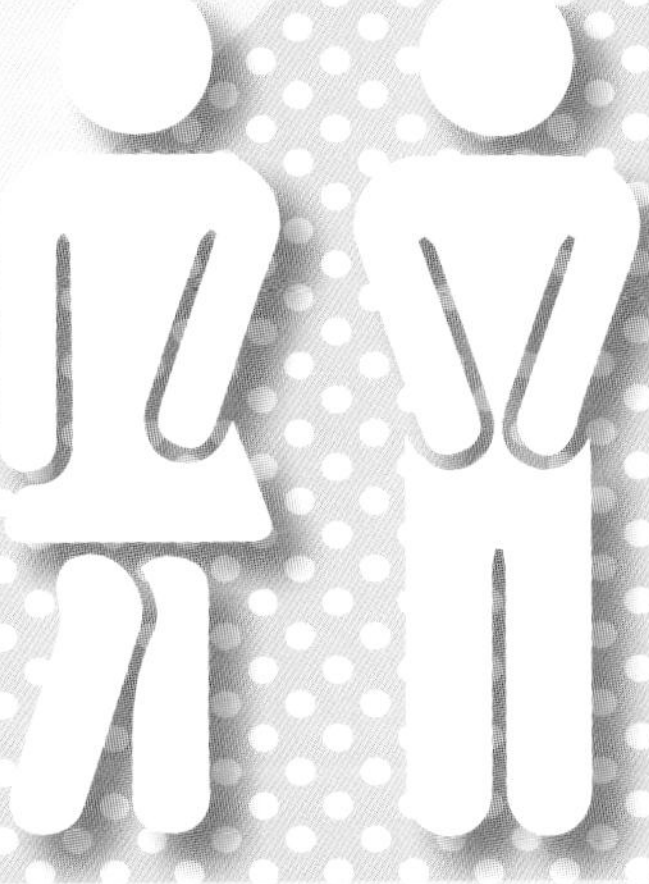

髙橋　悟 ● 日本大学医学部泌尿器科学系主任教授
関口由紀 ● 横浜市立大学大学院医学部泌尿器病態学講座客員教授

頻尿・尿もれを防ぐには朝の洋服選びが肝心で❶重くない、❷ウエストがゆるい、❸保温性が高い が3大条件

頻尿・尿もれを防ぐには、身に着ける衣服を慎重に選ぶ必要があります。

まず、**重量のある服はさけたほうが無難**です。みなさんの中にも、革製や厚めの生地のコートを着て肩こりした経験がある人は多いのではないでしょうか。重い服は体全体に大きな負担をかけることになり、その影響は少なからず膀胱《ぼうこう》や骨盤底筋にも及びます。

ウエストの締まり具合もポイントです。ウエストがキュッと締まったワンピース、締めつけがきついスカートやパンツ、コルセット、ガードルなどはおなかに常に圧をかけます。すると、くしゃみなどで少し腹圧がかかっただけで尿もれしやすくなるのです。

また、体にピッタリとフィットした洋服は腹圧をかけるだけでなく、血流も悪くします。男性の場合は、腹部が圧迫されると尿道やその周囲の血流が障害さ

尿トラブルがある人におすすめの服装

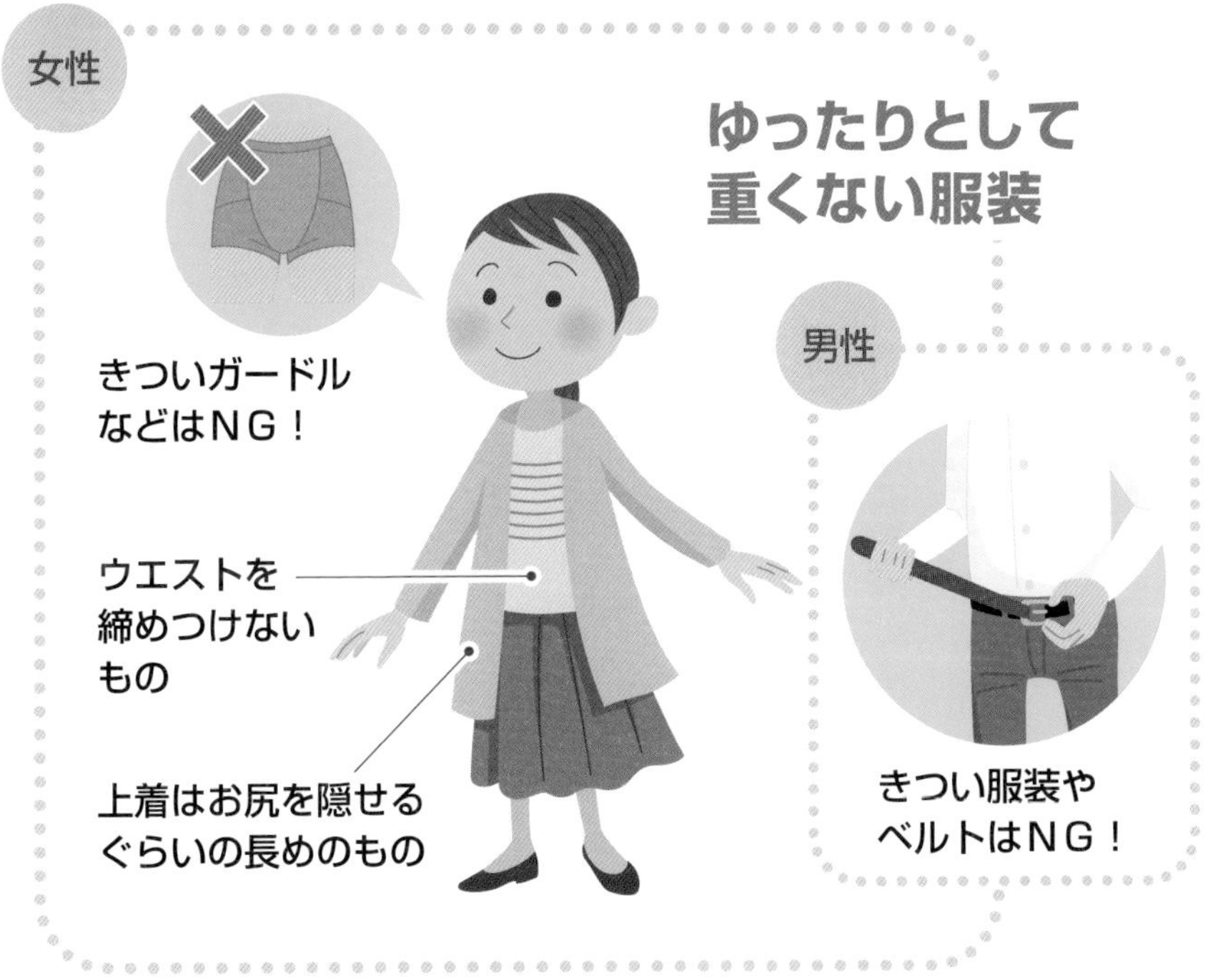
女性
ゆったりとして
重くない服装
きついガードル
などはNG！
ウエストを
締めつけない
もの
上着はお尻を隠せる
ぐらいの長めのもの
男性
きつい服装や
ベルトはNG！

れ、前立腺《ぜんりつせん》肥大の症状を悪化させる可能性もあります。**ゆったりしたズボンを選び、ベルトもゆるめに締めましょう。**

体を冷やさない**「保温性の高い服装」を選ぶこと**も大切です。頻尿の悩みを抱えた人であれば、寒い日に症状が悪化した経験をお持ちでしょう。体が冷えると、膀胱《ぼうこう》の筋肉が収縮してためられる尿量が減り、頻尿を招きやすくなります。

上着は、お尻《しり》を隠せるぐらいの丈のものにしておくと、もしも尿もれをしても、それほど目立たないので安心です。

（髙橋　悟）

おなかや足先が冷える人は頻尿になりやすく、「腹巻きカイロ」「朝から靴下」で冷えを防げ

頻尿や尿もれに悩む人の中には、おなかや手足が冷えている、いわゆる冷え症の人が少なくありません。なぜ体が冷えると、尿をしたくなるかというメカニズムにかんしては、正確には不明ですが、どうやら体の冷えと尿意を感じる脳の部分が近くて、体の冷えを尿意と間違えるためではないかといわれています。冬場にトイレが近くなるのはこのためです。

冷たい空気は下にたまって足もとから冷えを感じやすくなるので、頻尿に悩んでいる人は、朝から保温性に優れた靴下をはいて冷えを防ぐことが大切です。それとともに、ぜひ試していただきたいのが「腹巻きカイロ」です。下腹部を温めることで、膀胱《ぼうこう》を冷えから守り、膀胱の異常知覚を防ぐ効果が期待できます。

やり方は左ページの図のとおり簡単で、**使い捨てカイロ（小さいサイズ）を下腹部とお尻《しり》に衣服の上からそれぞれ1枚ずつ貼《は》る**だけです。この場所にカイロを貼る

と、骨盤内部がまんべんなく温められて異常な知覚を防ぐことができます。また、下腹部とお尻の周辺に貼ることで、泌尿器《ひにょうき》の悩み改善に有効なツボである「関元《かんげん》」「中極《ちゅうきょく》」「中髎《ちゅうりょう》」「次髎《じりょう》」を刺激することもできます。

私は通常の治療を行うとともに、患者さんに腹巻きカイロをすすめています。実践した患者さんの多くが効果を実感しており、中には排尿回数が半分近くまで減った人もいます。手軽にできるので、ぜひ試してみてください。（関口由紀）

腹巻きカイロのやり方

用意するもの

- 衣服に貼るタイプの使い捨てカイロ（ミニ判）２枚

貼る位置

関元　ヘソから指幅３本分下

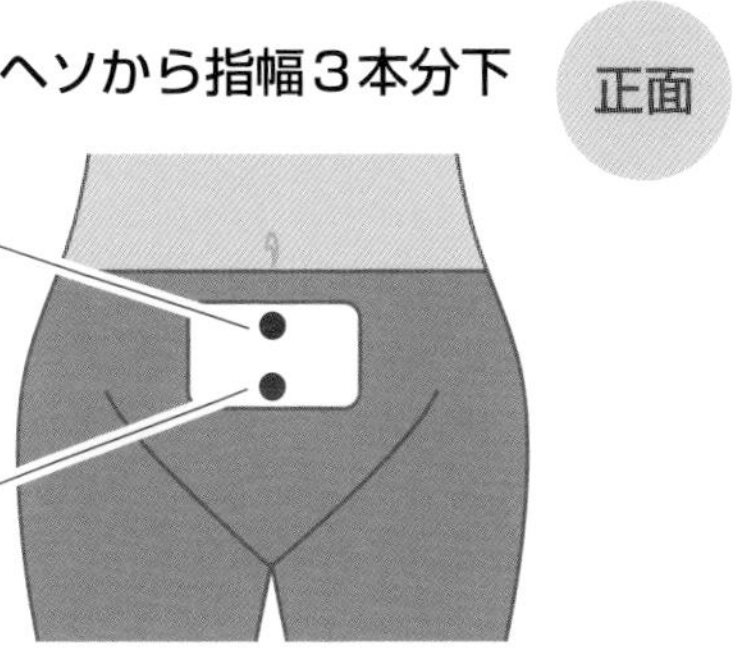

中極　ヘソから指幅５本分下

次髎　中髎から指幅２本分上

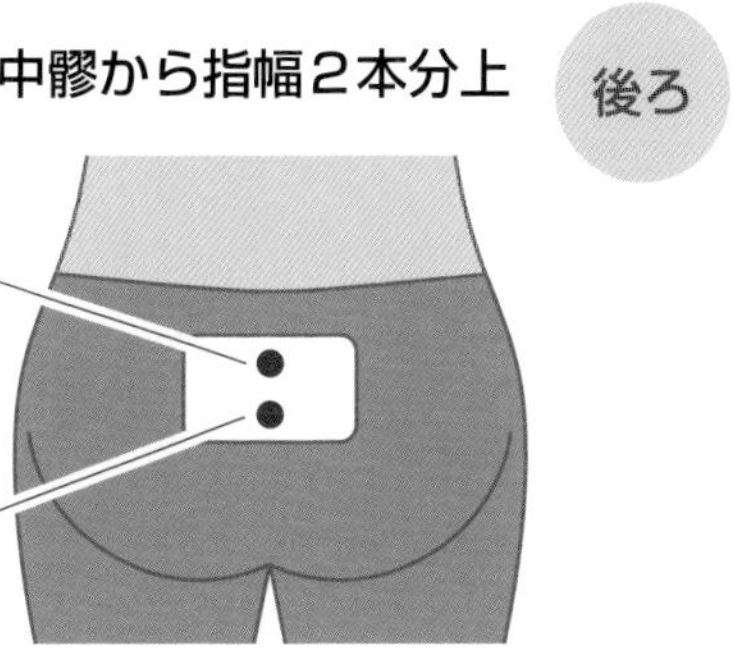

中髎　お尻の割れ目の上の骨の先端

注意：低温やけどを防ぐためにカイロは必ず衣服の上から貼ってください。カイロの当たっている部分の皮膚をこまめにチェックし、異常が現れた場合はすぐに中止してください。

外出時に「重い荷物を持つ」、信号の点滅で「急に走る」などは尿もれしやすく、動作直前に膣と肛門をキュッと締めよ

おなかに力が入ったはずみで起こる尿もれは「腹圧性尿失禁」といい、**女性に多く見られます。**せきやくしゃみで起こる尿もれはまさにこのタイプで、これ以外でもおなかに力が入る場面は、日常生活にあふれています。

例えば、「外出時に重い荷物を持つ」「信号の点滅を見て急に走る」「坂道を下る」あるいは「ゴルフでスイングする」「大笑いする」「子供を抱きかかえる」などの動作でも、おなかに力が入るために尿がもれやすくなるのです。

そのため、**おなかに力が入る動作のさいは、直前に尿もれしないような対策を行うことが必要**になります。そこでぜひ試していただきたいのが、動作の直前に

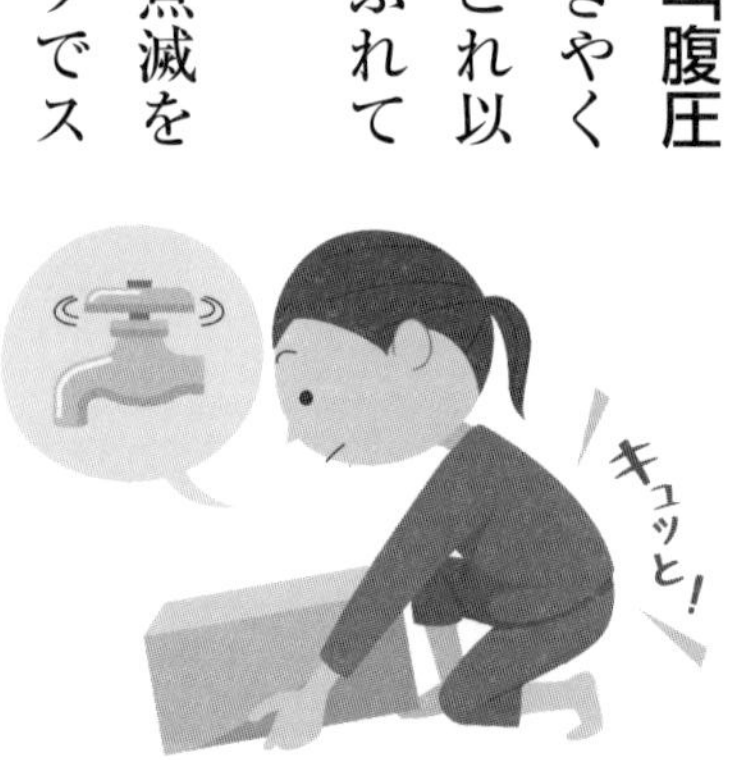

重い荷物を持つときは
膣と肛門をキュッと締めよう！

膣《ちつ》と肛門《こうもん》をキュッと締めることです。

筋肉には、大きく分けて「速筋」と「遅筋」の2種類があります。速筋は素早く収縮して瞬間的に大きな力を発揮する筋肉です。それに対して遅筋は、持続的に力を出せるという特徴があります。

骨盤底筋にも速筋と遅筋があります。速筋は、急な尿意に対して素早く尿道を引き締め、遅筋は長時間トイレを我慢するなど尿道をずっと引き締める役割を果たしています。**腹圧性尿失禁を防ぐのに役立つのは速筋です。膣と肛門をキュッと締めると、速筋が素早く収縮し、尿道を引き締めて尿もれを防ぐことができます。毎日心がけていると、この動作が無意識に行えるようになります**。そうなったらしめたものです。

ちなみに、せきやくしゃみが出て尿がもれそうになったとき、しゃがんで尿もれを防ごうとする人がいますが、これは逆効果です。**しゃがむ動作は、おなかに力が入るので、むしろ尿をもらしやすくなります**。

腹圧性尿失禁の人は、ふだんから速筋を鍛えることも心がけてください。速筋は骨盤底筋体操を行うことで効率よく鍛えられます（45ジペー や第3章を参照）。

（関口由紀）

外出先で急な尿意に襲われたら、肛門を「締める・脱力する」をくり返せばよく、急な尿もれが防げる

車や通勤電車での移動中、あるいは街中でトイレが近くにない場合など、トイレにすぐに駆け込めない状況下で突然尿意に襲われ、「もらしたらどうしよう」とハラハラした経験がある人は多いのではないでしょうか。

実は、そんなときに打ってつけの対策があります。やり方はいたって簡単で、**肛門《こうもん》と膣《ちつ》を「グッと締めてパッと脱力する」だけ。男性は、肛門と尿道をグッと締めましょう。締める・脱力する時間の目安はそれぞれ5秒くらいで、この動作をグッパーグッパーとくり返してください。この動作をすると同時に、音楽を聴いたり、トイレ以外のことを考えたりして、排尿したいという意識を紛らわせましょう。**

なぜ、この動作で急な尿意を紛らわせることができるのかといえば、肛門を締めると、それらを取り巻く骨盤底筋が締まり、尿道も締まります。

急な尿意に襲われたときの対処法

1. 急な尿意に襲われたとき、女性は肛門と膣を、男性は尿道と肛門を5秒間グッと締め、次に5秒間ゆるめる。

2. この動作をくり返すと同時に、音楽を聴いたりするなど別のことに意識を向ける。

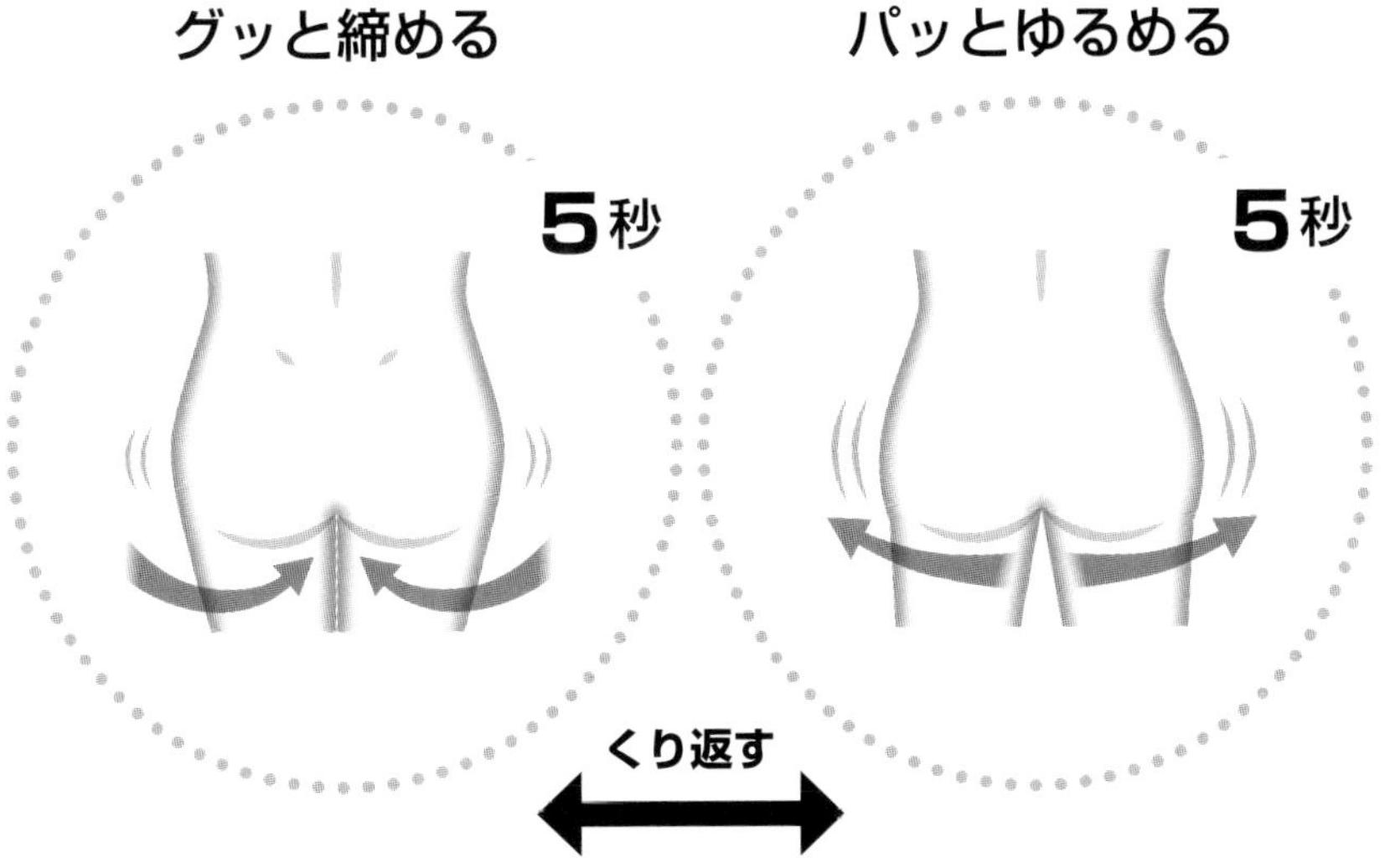
グッと締める
5秒
パッとゆるめる
5秒
くり返す

すると、それに連動するように膀胱《ぼうこう》がゆるみ、膀胱の異常収縮が抑えられ、強い尿意を落ち着かせる効果が期待できるのです。これを医学的な専門用語では「会《え》陰《いん》排尿筋抑制反射」といいます。

ただし、この方法は、あくまでも緊急対処法です。急な尿もれのようなトラブルを根本から解決するためには、日ごろから骨盤底筋を鍛えるなどの運動をすることが何よりも肝心です。

（関口由紀）

手でドアノブなど冷たいものにふれると尿意を催す人も多く、防ぐ秘策は「ドアノブカバー」「家でも手袋」

過活動膀胱《ぼうこう》の患者さんの中には、冷たい金属製のドアノブを握っただけで尿意を催す人が少なくありません。皮膚への冷たい刺激（冷感刺激）に脳が過剰に反応し、膀胱が勝手に収縮して尿意を感じるのです。

予防に最も有効な対策は、当然ながら冷たいものにふれないことです。例えば、ドアノブカバーをつけるのも一案でしょう。あるいは、寒い時期に外出するさいには手袋を着用してください。また、自宅でも手袋の着用を習慣づけると、冷たいドアノブに直接手をふれずにすみます。

膀胱の筋肉をゆるめるβ《ベータ》3作動薬や、前立腺《ぜんりつせん》肥大に伴う過活動膀胱の治療に用いられるα《アルファ》1遮断《しゃだん》薬は、冷感刺激で起こる突然の尿意の改善に有効です。**症状が深刻な場合は、医師に相談しましょう。**

（関口由紀）

夜の入浴時は冷えを防ぐために湯船につかるべきで、特に夜間頻尿があれば就寝2時間前の足湯が有効

体が冷えると、頻尿や尿もれが悪化することがあります。冷えの改善に有効なのが入浴です。**尿トラブルに悩んでいる人はシャワーだけですませるのはさけ、湯船にしっかりとつかりましょう。**

ただし、夜の入浴でお湯の温度が高めだと、交感神経（心身の働きを活発にする自律神経）が活性化して目が冴《さ》えてしまうため、できれば**ぬるめのお湯につかるのがおすすめ**です。

夜の入浴は睡眠の質にも影響します。**特に夜間頻尿は、睡眠の質が低下した「浅い眠り」が原因の場合もあります。**眠りが浅いと、少しの尿意で目が覚めてしまいます。ぐっすりと深く眠ることで夜間頻尿を予防しましょう。

質のいい深い眠りを取るには、入浴するタイミングもポイントです。なぜなら、眠りの深さには深部体温が深くかかわっているからです。

深部体温とは内臓など、体の内部の温度のこと。一日中ずっと一定ではなく、朝に目覚める少し前から上がりはじめて、夕方から夜にかけて徐々に下がっていきます。私たちの体は、深部体温が下がるにつれて眠けが訪れ、また深部体温の落差が大きいほど眠けが強くなるしくみになっているのです。

入浴をすると深部体温は一時的に高くなり、その後急降下します。このタイミングで床に入ると、眠りが深くなり、夜中に目覚めることが少なくなります。したがって、**夜間頻尿に悩んでいる人は、就寝時刻の2時間前に入浴するのがおすすめです**。

また、入浴をするとお湯の水圧によって全身がマッサージされたような状態になります。これにより、**夜間頻尿の原因となるひざ下のむくみの改善も期待できます**（くわしくは72ページを参照）。

ただし、寝る前までに尿を排泄《はいせつ》するためには、やはり入浴は寝る直前ではなく、2時間くらい前までにすませるのがベストです。

なお、湯船につかるのがあまり好きでない人は、足湯だけでもかまいません。特にふくらはぎを温めることで、下半身の余分な水分が尿として排泄されやすくなる効果が期待できます。

（髙橋　悟）

水道やシャワーの水流音を聞くと尿意を催す症状も過活動膀胱の一種で、手洗いや食器洗いは温水を使おう

シャワーなど、水が流れる音を聞いただけで、まるでスイッチが入ったように、急にトイレに行きたくなる症状は、過活動膀胱《ぼうこう》の一種といわれています。

さらに、緊張や不安などの精神的な要因があると症状は悪化します。

検査をしても膀胱や尿道などに異常が見られず、また尿量が多いわけでもないのに、頻尿や尿意切迫感があるのが過活動膀胱ですが、特に水音や冷感などの引き金になるものがないにもかかわらず、プレゼンテーションの前や電車に乗っているときなどに、不安でトイレに行きたくなってしまう場合は、過活動膀胱ではなく**「心因性頻尿」**と考えられます。**女性に多い病気で、小学生から高齢者まで幅広い年代の人に見られます。集中しているときや寝ているときには症状が現れにくいのが特徴です。**

心因性頻尿は、「トイレに間に合わずにもらしてしまった」「ギリギリまで我慢

してつらかった」「トイレのことで恥ずかしい思いをした」といった過去の失敗経験がきっかけになることがよくあります。**トイレにかんする苦い体験が、そのときに生じた不安や焦りの感情と結びつき、似たような状況になるとその記憶がフラッシュバックして尿意を催す**のです。

もちろん、背景に過活動膀胱が隠れているケースも珍しくありません。過活動膀胱の患者さんの中には、いつ急な尿意に襲われるか不安に思っている人が多く、その不安が心因性頻尿を引き起こし、症状を悪化させてしまいます。

対策としてはまず、**排尿日誌を記録して、自分の排尿パターンを知ることが肝心です**（排尿日誌のつけ方は34ページを参照）。**自分がどんなときに尿意を催すのかを把握し、尿意を催す状況にはなるべく身を置かない**ようにしましょう。例えば、手を洗ったり台所仕事をしたりするときは、冷水ではなく温水を使用しましょう。シャワーを浴びる前は、浴室を暖かくしておきましょう。このように尿意を催す原因を断つことで、症状が改善する場合もあります。

医療機関を受診することが重要ですが、泌尿器《ひにょうき》科でいいのか迷う人もいるでしょう。基本的に、最初は泌尿器科で治療を行い、専門医が必要に応じて心療内科や精神科と連携して治療しますので、安心してください。

（関口由紀）

夜中に起きる夜間頻尿はストレスが原因で、リラックス効果の大きい「寝る前ラベンダー」がおすすめ

夜、トイレに起きる夜間頻尿は、ストレスが原因の場合もあります。ストレスで自律神経（意志とは無関係に血管や内臓の働きを支配する神経）が乱れると、睡眠が浅くなり、少しの尿意でも目が覚めてしまうのです。また、目が覚めるたびに「念のため」とトイレに行くのが習慣になると、膀胱《ぼうこう》がだんだん小さくなって尿をためられなくなり、夜間頻尿を悪化させる悪循環に陥ることもあります。

ストレスが原因の夜間頻尿に対しては、ハーブの香りで心身をリラックスさせる方法が効果的です。精油の中でもおすすめはラベンダーで、心身をリラックスさせ、自律神経を整えて深い眠りを誘う作用が期待できます。やり方は寝室にディフューザー（芳香拡散器）を用意し、容器に水を張って、ラベンダーの精油を数滴落とし、スイッチを入れるだけです。ディフューザーがない場合は、マグカップにお湯を入れ、精油を垂らしてもいいでしょう。

（関口由紀）

Q3 尿もれ用のパッドや下着を使うと症状が悪化しませんか？

A 尿もれ用のパッドや下着の使用と、症状の悪化とは全く関係がありません。これらのパッドや下着は、万一、尿もれをしても慌てずにすむために使うものです。

尿もれの心配があると、外出を控えたり旅行をあきらめたりするなど、ＱＯＬ（生活の質）が大きく低下する人が少なくありません。その点、専用のパッドなどを使えば安心して外出でき、ＱＯＬの低下を防ぐことができます。

現在、尿もれ用のパッドや下着は吸水性に優れ、抗菌力や消臭性があるなど、さまざまな機能を備えた製品が各種市販されています。男性用・女性用があり、それぞれさまざまな工夫が施されていて、尿の吸収量についてもタイプがあるので、使いたい場面に合わせて選ぶといいでしょう。　（髙橋　悟）

Q4 外出時の注意点はありますか？

A トイレの場所を常に意識して行動しましょう。新幹線のように座席を指定できる場合は、トイレの近くや通路側の席を購入すると、急に尿意に襲われてもすぐにトイレに行くことができるので安心です。長時間のドライブのときは、トイレのある休憩施設を事前にチェックしておくといいでしょう。

映画やコンサートなどが始まる前、電車に乗る前には、必ずトイレをすませておきましょう。頻尿の原因になるカフェインや炭酸飲料、アルコール類はできるだけ控えてください。

冷えも尿トラブルの大敵です。映画館や飛行機の中などは、季節を問わず肌寒く、体が冷えがちです。ブランケットをかけるなどして、体を冷やさないようにしましょう。　（髙橋　悟）

← 116ページに続く

第8章

尿意コントロール生活
水分補給・食事編

あなたに最適な水分摂取量から膀胱を刺激しない食事術まで全網羅

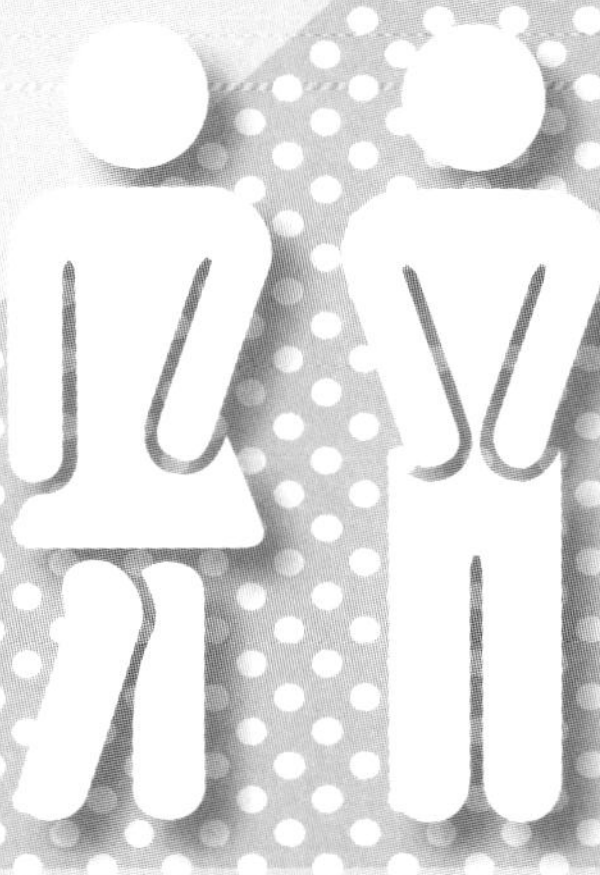

近藤幸尋 ● 日本医科大学大学院医学研究科男性生殖器・泌尿器科学教授
関口由紀 ● 横浜市立大学大学院医学部泌尿器病態学講座客員教授
髙橋　悟 ● 日本大学医学部泌尿器科学系主任教授

水分のとりすぎは頻尿・尿もれを招くが、不足しても膀胱が刺激されるため、1日に体重（キロ）×20（ミリリットル）が目安

頻尿に悩む人の中には、純粋に尿量が増えたために排尿回数が多くなっている人も少なくありません。昼間も夜間も尿量が多いことを「全日多尿」、夜間の尿量だけが多いことを「夜間多尿」といいます。

まずは排尿日誌をつけて、1日の尿量を確認しましょう（つけ方は34ページを参照）。1日の尿量が「体重（キロ）×40（ミリリットル）」より多い場合は全日多尿の可能性が大きいといえます。一方で、夜間の尿量が「1日の尿量の33％以上（65歳未満では20％以上）」を占める場合は、夜間多尿の可能性があります。

多尿の背景には、糖尿病や高血圧、尿崩症《にょうほう》（体内の水分バランスが調節できなくなり、大量の尿が排泄《はいせつ》される病気）などが隠れていることもありますが、単に水分のとりすぎが原因の場合もあります。みなさんの中にも「水分をたくさんとると血液がサラサラになる」といった話を聞いて、積極的に水分補給をしている人

が多いのではないでしょうか。実は、こうした過度な水分摂取で尿量が増えて頻尿になるケースが少なくないのです。

尿量と水分摂取量をチェック

排尿日誌をつけて、尿量と水分摂取量を調べよう。

1日の尿量

体重（キロ）×40（ミリリットル）以上➡全日多尿の可能性あり

例　体重50キロの人の場合
50（キロ）×40（ミリリットル）＝2000ミリリットル以上の場合は全日多尿の可能性あり

夜間の尿量

1日の尿量（ミリリットル）×0.33以上➡夜間多尿の可能性あり
＊65歳未満は0.2以上で計算

例　1日の尿量が1900ミリリットルで夜間尿量が680ミリリットルの人（70歳）の場合
627ミリリットル（1900ミリリットル× 0.33）以上なので夜間多尿の可能性あり

1日の水分摂取量の目安

体重（キロ）×20〜25（ミリリットル）

例　体重50キロの人の場合
50（キロ）×20〜25（ミリリットル）＝1000〜1250ミリリットル

とはいえ、水分摂取量が少なすぎるのも問題です。体内の水分が少ないと尿が濃くなり、膀胱《ぼうこう》が刺激されて、かえって頻尿になることもあります。また、水分を十分に補給しないと、脱水症や熱中症の危険も高まります。

1日の水分摂取量は「体重（キロ）×20〜25（ミリリットル）」が目安です。例えば、体重50キロの人なら、1日1000〜1250ミリリットルになります。水分は一気にとるのではなく、こまめに補給してください。1回にとる水分量は100〜200ミリリットル程度にし、1日6〜10回くらいに分けて飲みましょう。

（近藤幸尋）

コーヒーや緑茶に多いカフェインは膀胱を刺激して頻尿を招きやすく、麦茶やハーブティーがベスト

頻尿や尿もれを防ぐには、水分をとりすぎないことに加えて、どのような種類の飲み物を飲むかも重要です。

コーヒーや紅茶などに多く含まれるカフェインには、尿の排泄《はいせつ》を促す利尿作用があるうえ、膀胱《ぼうこう》を刺激する働きもあるので、頻尿を招きやすくなります。コーヒーや紅茶以外にも、緑茶やウーロン茶、ココア、コーラなどもカフェインがたっぷり含まれます。尿トラブルを抱える人はこれらの飲み物を控えるか、飲むなら量を少なくしましょう。**どうしてもお茶が飲みたいときは、ノンカフェインの麦茶やコンブ茶、杜仲《とちゅう》茶、ハト麦茶、ソバ茶、黒豆茶、ハーブティーなどを選んでください。日ごろの水分摂取には、水や白湯《さゆ》がおすすめです。**

なお、水分を補給するさいは、一度にたくさんの量を飲むのではなく、少しずつこまめに飲むようにしましょう。

（近藤幸尋）

お酒を飲むなら利尿作用のあるカリウムが多いビールやワインは控えるべきで、日本酒や焼酎、ウイスキーがベター

頻尿や尿もれに悩む人は、お酒は極力控えてください。**アルコールには膀胱《ぼうこう》を刺激する作用や利尿作用があり、尿トラブルを悪化させるリスクを高めます。**

特に、ビールはほかのお酒よりも量をたくさん飲む場合が多く、多尿になりがちです。しかも、ミネラルの一種で利尿作用が強いカリウムを多く含むため、トイレが近くなります。ワインや紹興酒《しょうこうしゅ》もカリウムの含有量が多いお酒です。さらに、赤ワインには膀胱を直接刺激するチラミンというアミノ酸（たんぱく質の構成成分）が多く含まれます。また、炭酸飲料や柑橘《かんきつ》系飲料も膀胱を刺激して頻尿を招きがちです。

どうしてもお酒を飲みたい場合は、カリウムの含有量が少ない日本酒や焼酎《しょうちゅう》、ウイスキー、ブランデーを選びましょう。ただし、飲みすぎは厳禁です。少量をたしなむ程度にしてください。

（近藤幸尋）

膀胱を刺激し頻尿・尿もれを招きやすくする食品がひと目でわかる！ コショウやレモン、梅干しなど「要注意食品一覧」

頻尿や尿もれに悩む人は、膀胱《ぼうこう》が刺激に対して敏感になっています。そのため、膀胱を刺激する食品をとると、頻尿・尿もれを悪化させる可能性があります。逆にいえば、膀胱を刺激する食べ物を控えれば、症状悪化を防ぐことが期待できます。

膀胱を刺激する食品の代表が、**トウガラシやワサビ、コショウ、タバスコ、マスタードなどの辛みが強い香辛料**です。また、**ミカンやグレープフルーツ、レモン、酢の物など酸味が強い食品**も要注意です。

豆類や大豆加工食品に含まれるフェニルアラニンというアミノ酸（たんぱく質の構成成分）には、神経を高ぶらせる作用があり、摂取することで膀胱の粘膜を敏感にします。納豆の場合、発酵させるさいに増えるチロシンという成分が、膀胱を刺激します。

尿トラブルがある人が注意したい主な食品

	OK！ 膀胱を刺激しにくい食品	ほどほどに！ 膀胱を刺激しやすい食品
肉・魚	牛肉、豚肉、鶏肉、 ほとんどの魚介類	ハム、ソーセージ、 スジコ、タラコ
野菜	刺激しやすい野菜以外の ほぼすべての野菜	生野菜、トマト、タマネギ、モヤシ、 豆腐や納豆などの大豆製品、そら豆
乳製品	牛乳、クリームチーズ、 モッツァレラチーズ	ヨーグルト、熟成チーズ（ブルーチーズ、 チェダーチーズなど）
果物	リンゴ、マンゴー、 イチジク	レモン、グレープフルーツ、ミカン、 バナナ、スイカ、イチゴ
飲み物	水、ノンカフェイン飲料 （麦茶や杜仲茶など）	緑茶、紅茶、コーヒー、酸味のあるジュー ス、ビール、炭酸飲料、赤ワイン
その他	酸味や塩分が控えめの食品	カップ麺などのインスタント食品、 梅干しや漬物

※ 膀胱を刺激する食品については個人差があるので神経質になりすぎる必要はありません。
ただし、とりすぎないように注意してください。

そのほか、塩分のとりすぎにも注意が必要です。塩分をとりすぎると、余分な塩分を体外へ排出するために尿量が増えるので、頻尿につながります。**カップ麺《めん》などのインスタント食品、梅干しや漬物、タラコなどの塩蔵品、しょうゆやみそなどの調味料は塩分が多いので気をつけてください。**

1日の塩分摂取量は、男性は7・5グラム未満、女性6・5グラム未満（高血圧の人は6グラム未満）に抑えましょう。

なお、頻尿・尿もれに悩む人が注意したい主な食品を一覧にまとめたので、参考にしてください。ただし、実際にはどの食品を食べたときに頻尿や尿もれが起こるかには個人差があります。上の一覧表を見ながらご自身で見極めてください。（近藤幸尋）

ふだんの食事や飲み物で、どれが頻尿・尿もれを招いているかを見つける「頻尿・尿もれ解消日誌」つけ方ガイド

香辛料や酸味の強い食品、塩分をとりすぎると、頻尿や尿もれを招きやすくなります。とはいえ、どの食品が尿トラブルを招くかにはかなり個人差があります。そこで、ご自身がどんな食品や飲み物をとったときに尿トラブルが起こっているかを見つけてください。おすすめしたいのが「頻尿・尿もれ解消日誌」をつけることです。

日誌のつけ方には、ポイントが二つあります。**一つは、どんな料理をどのくらいとったかを材料や調味料も含めて書き出すこと。二つめは、「急な尿意が起こった」「痛みなどの違和感があった」など、食後に起こった症状を記入することです。**

同じ食品でも調理法によって症状が出たり出なかったりすることがあります。天気や体調によっても症状は変化するので、その点も記入するといいでしょう。

頻尿・尿もれ解消日誌のつけ方

11月 3 日（水）　天気：**晴れ**　起床　6時50分　就寝　0時30分

朝 食（7時30分）	食パン（トースト）1枚、バター、ハムエッグ（卵1個、ハム2枚）、サラダ（トマト、レタス、タマネギ、ドレッシング）、コーヒー（カップ1杯）
昼 食（12時30分）	焼き魚定食（サンマ）、ダイコンおろし、たくあん、みそ汁（ワカメ、豆腐、みそ）、麦茶（湯飲み1杯）、ご飯
夕 食（19時）	豚肉ショウガ焼き（豚肉、ショウガ、しょうゆ、砂糖、ゴマ油）、キャベツ、ミニトマト、アサリのみそ汁（アサリ、みそ）、ホウレンソウのおひたし（ホウレンソウ、しょうゆ）、ご飯、緑茶（湯飲み1杯）、ナシ1切れ
そのほか	チーズケーキ1個、紅茶（カップ1杯）、麦茶（湯飲み3杯）、水（湯飲み1杯）

症状	午前中トイレに4回行く。下腹部痛あり。昼～夕食までのトイレ回数5回。夕食後～就寝までのトイレ回数4回。	メモ	尿意がいつもより強い。排便なし。ジムで1時間運動（200ミリリットルの水分を摂取）。就寝中に1回トイレに行く。

運動の有無や、摂取した水分量も記入してください。運動不足や水分量による影響が把握できます。

毎日つけるのが大変であれば、症状が出たときだけでもかまいません。2週間ほどつけたら振り返りをしましょう。症状が出る日にいつもとっている共通の食品を探し出してください。共通の食品が見つかったら、それはあなたにとってのNG食品です。

といっても、NG食品をすべて断つ必要はありません。体調しだいで、NG食品をとっても頻尿や尿もれが起こらないこともあります。自分のNG食品がわかったら、体調と照らし合わせて、食べるのを控えたり、量を加減したりするといいでしょう。

（関口由紀）

頻尿・尿もれの対策 Q&A Part 3

（106ページからの続き）

Q5 便秘や肥満が尿トラブルを招くって本当ですか？

A 本当です。便秘の人は、排便のたびに強くいきみがちです。すると、いきむたびに骨盤底筋に大きな負荷がかかります。これが何度もくり返されて習慣化すると、骨盤底筋のゆるみを招いてしまうのです。また、腸にたまった便が膀胱《ぼうこう》を圧迫して尿トラブルを引き起こすこともあります。

便意は1日のうちで、朝食をとったあとに最も起こりやすくなります。毎朝朝食をしっかりとって、排便を促しましょう。海藻や野菜、キノコ、豆類など食物繊維を豊富に含む食品、ヨーグルトや漬物などの発酵食品を積極的にとることもおすすめです。

肥満も骨盤底筋に負荷をかける原因の一つです。しかも、肥満は便秘と違って、常に骨盤底筋に負荷がかかっている状態になるので、骨盤底筋はゆるみきってしまいます。腰やひざも痛みがちで、痛い箇所をかばって変な歩き方をしていると、骨盤底筋への負荷はさらに大きくなります。BMI（体格指数）*が25以上の人は肥満と考えられ、体重を減らすことで頻尿や尿もれを改善できる可能性があります。

ただし、急激なダイエットはかえって健康を損ねるので注意が必要です。「体重の5～9％の減量で頻尿や尿もれが改善した」という報告があるので、まずは体重の5％減を目安にするといいでしょう。極端な食事制限などはせず、バランスのいい食事と適度な運動を心がけてみてください。　（髙橋　悟）

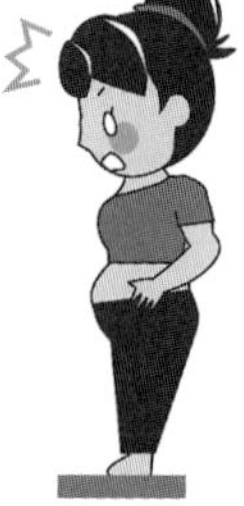

＊BMI（体格指数）＝**体重**（キロ）÷**身長**（メートル）÷**身長**（メートル）

18.5未満 ➡ 低体重　　18.5～25未満 ➡ 普通　　25以上 ➡ 肥満

第9章

病院で行う頻尿・尿もれ治療
最前線

あなたに最適な薬物療法、体への負担が少ない新手術が続々登場

近藤幸尋 ● 日本医科大学大学院医学研究科男性生殖器・泌尿器科学教授

生活習慣の見直しや運動療法に加え、病院では薬物療法が行われ、β3作動薬や抗コリン薬など「よく使われる薬一覧」

尿トラブルで悩んでいる人は、まずは医療機関を受診して、専門医の治療を受けることが原則です。頻尿や尿もれの場合は薬物療法が主流で、それと並行して生活習慣の見直しや運動療法を指導されるはずです。

過活動膀胱《ぼうこう》の治療に用いられる薬は**「抗コリン薬」**と**「β《ベータ》3作動薬」**です。

膀胱の働きは、交感神経と副交感神経という2種類の自律神経（意志とは無関係に血管や内臓の働きを支配する神経）によって調整されています。抗コリン薬は、膀胱の過剰な収縮を抑える薬です。健康な人の場合、尿をためるときは交感神経が働いて膀胱がゆるみ、尿を出すときは副交感神経が働いて膀胱が収縮します。ところが、過活動膀胱の人の場合は、尿をためるべきときに膀胱が過剰に収縮してしまい、強い尿意を催してしまうのです。

抗コリン薬は、副交感神経の働きを弱めることで膀胱の過剰な収縮を防ぎ、我

慢できないほどの尿意を催す「切迫性頻尿」や「切迫性尿失禁」を改善します。

抗コリン薬は非常によく効く薬ですが、便秘や口の渇きなどの副作用が現れることもあります。便秘については、便秘薬を使うのも一案ですが、高齢者の場合は安易に市販の便秘薬を使うと、排便をコントロールできず便をもらしてしまう「便失禁」を招くことがあるので、医師に相談するのがいいでしょう。

口が渇く人は、小さな氷やあめを口に含むと唾液《だえき》が分泌《ぶんぴつ》されやすくなるのでおすすめです。控えていただきたいのは、口を潤そうとしてこまめに水分をとること。水を飲みすぎると尿トラブルを招くリスクが高まるので注意してください。

抗コリン薬が副交感神経に作用するのに対して、β3作動薬は交感神経に働きかける薬です。交感神経にはもともと、膀胱の筋肉をゆるめて膀胱を広げ、尿道括約《かつやく》筋を締めて尿の出口を閉じる働きがあります。**β3作動薬を服用すると、交感神経にあるβ3受容体が刺激を受けて、膀胱をゆるめる働きと尿道を締める働きが高まります。その結果、ためられる尿の量を増やすことができ、症状の改善につながるのです。**β3作動薬は抗コリン薬に比べ、副作用が少ないものの、血圧が上がる人もいるので、服用中は定期的に血圧計で測りましょう。

男性の場合、頻尿や尿もれの根底には前立腺《ぜんりつせん》肥大症（一般的に前立腺肥大ともいう）があるケースが大半です。前立腺が肥大すると尿道が圧迫されて狭くなり、「排尿の勢いがなくなる」「残尿感がある」「尿が出にくい」といった症状が現れます。また、尿道が狭くなることで膀胱が刺激され、過活動膀胱を併発することも珍しくありません。

そのため中高年男性の尿トラブルでは、前立腺肥大症の治療を優先して行います。前立腺肥大症の治療薬の代表は「α《アルファ》1遮断薬《しゃだんやく》」と「PDE-5阻害薬」です。

α1遮断薬には、前立腺や尿道〜膀胱の出口部分の筋肉をゆるめ、尿を出しやすくする作用があります。種類によっては起立性低血圧（起き上がったときなどに血圧が下がり、立ちくらみなどが起こる）やめまい、射精障害などの副作用が起こるので要注意です。α1遮断薬で症状が改善しない症例には、男性ホルモンを抑制する「5α還元酵素阻害薬」が使用されます。5α還元酵素阻害薬のデュタステリドには、前立腺の容積を縮小する効果があります。しかし、前立腺がんの腫瘍《しゅよう》マーカーであるPSAを低下させるため注意が必要です。

PDE-5阻害薬には血管拡張作用があり、前立腺や尿道の血流を促すとともに、筋肉をゆるめて尿の通り道を広げる効果があります。ただし、狭心症や心筋梗塞《こうそく》などの治療に使われる硝酸薬《しょうさんやく》（ニトログリセリン）を使っている人には使用

尿トラブルに用いられる主な薬

尿トラブル	分類	一般名	主な製品名
過活動膀胱 夜間頻尿 切迫性尿失禁	抗コリン薬	イミダフェナシン	ウリトス、ステーブラ
		オキシブチニン塩酸塩	ポラキス
		プロピベリン塩酸塩	バップフォー
		コハク酸ソリフェナシン	ベシケア
		酒石酸トルテロジン	デトルシトール
		フェソテロジンフマル酸塩	トビエース
	β3作動薬	ミラベグロン	ベタニス
		ビベグロン	ベオーバ
前立腺肥大症	α1遮断薬	シロドシン	ユリーフ
		タムスロシン塩酸塩	ハルナール
		ナフトピジル	フリバス
		テラゾシン塩酸塩水和物	ハイトラシン、バソメット
		プラゾシン塩酸塩	ミニプレス
		ウラピジル	エブランチル
	5α還元酵素阻害薬	デュタステリド	アボルブ
	PDE-5 阻害薬	タダラフィル	ザルティア

できません。

　頻尿や尿もれ治療の目的は「QOL（生活の質）を低下させない」ことにあるので、本人が気にならなければ、必ずしも毎日、薬を服用しつづける必要はありません。患者さんの中には、寒い季節や外出時だけ服用する人もいます。医師とよく相談して、ご自身に合った服用方法を見つけるといいでしょう。ただし、自己判断で服用を中止するのはNGです。減薬や休薬は必ず医師の指導のもとで行ってください。

難治の腹圧性尿失禁でも尿道をテープで支える手術なら80～90%が改善して再発率も低く、最近は「日帰り手術」が話題

女性の尿もれで特に多く見られるのが、おなかに力を入れると尿がもれる腹圧性尿失禁です。残念ながら腹圧性尿失禁には有効な薬がありません。そのため、尿もれが頻繁に起こる人や尿もれの量が多い人は、手術による治療が検討されます。

腹圧性尿失禁の手術は、

腹圧性尿失禁の手術

	TVT手術	TOT手術	TFS手術
対　象	重症の尿もれ	軽症の尿もれ	重症の尿もれ・骨盤臓器脱
手術時間	20～30分	15～20分	15～20分
入院期間	3日間	3日間	日帰り
合併症	膀胱損傷による排尿障害、血管・腸管の損傷	太ももの内側の違和感・痛み	ほとんどない
公的医療保険の適用	あり	あり	自費診療

尿道の下に治療用のテープを通して固定するのが一般的です。すると、腹圧がかかったときにテープが尿道を圧迫し、尿もれを防いでくれるのです。

現在、主に行われているのはポリプロピレン製のメッシュ状のテープを使う「TVT（Tension《テンション》-free《フリー》 Vaginal《バジャイナル》 Tape《テープ》）手術」と「TOT（Trans《トランス》-Obturator《オブチユレーター》 Tape《テープ》）手術」です。

二つの手術の違いは、テープの「経路」にあります。TVT手術は、膣《ちつ》と下腹部を小さく切開し、テープを膣側から入れ、尿道の下を通して、下腹部に開けた穴へ出します。すると、テープの周囲にコラーゲンや結合組織が付着して、ゆるんだ骨盤底筋を補強するように働き、尿道を支えて尿もれを防いでくれるのです。手術時間は20〜30分で、一般的に術後3日で退院できます。効果も大きく、尿もれ改善率は80〜90％、再発率は約3％と報告されています。リスクとしては、テープを通すさいに器具が接触して膀胱《ぼうこう》などが傷ついたり、まれに血管や腸管を損傷させる重篤《じゅうとく》な合併症を引き起こしたりすることがあります。

一方、TOT手術では、テープを骨盤にある閉鎖孔《へいさこう》という穴に通し、内ももつけ根の切開した穴からテープを出します。手術の効果はTVT手術とほぼ変わりませんが、TVT手術のほうが尿道を本来の位置により近づけることができるため、重度の腹圧性尿失禁の場合は、TVT手術のほうが効果がやや大きいという報告もあります。TOT手術の所要時間は15～20分ほどで、入院期間は通常、TVTと同じ3日間です。

TVT手術とTOT手術、どちらの術式にするかは、尿もれの重症度や患者さんの希望、既往症などを考慮して判断されます。

また最近では、**「TFS（Tissue《ティッシュ》 Fixation《フィクセイション》 System《システム》）手術」**という新しい術式が誕生しています。この術式では、膣から尿道周辺に向けて、TVT手術やTOT手術で使用されているものよりやや細めのテープを通し、そのテープの先端をアンカーと呼ばれるクリップで恥骨《ちこつ》の背面にある尿生殖隔膜《かくまく》に装着し、尿道をしっかりと支えます。重度の尿もれに有効なほか、テープをかける位置や本数によって骨盤臓器脱にも幅広く対応でき、尿もれと骨盤臓器脱の同時治療も可能です。手術時間は15～20分程度で、術後の痛みもほとんどなく、大半のケースで日帰り手術が可能とされています。**ただし、日本では2021年現在、公的医療保険の適用とはなっておらず、自費診療となるため、あまり普及していません。**興味がある場合は、TFS手術を行っている病院を事前に調べて、受診することをおすすめします。

腹圧性尿失禁の手術

TVT 手術

テープを腟側から入れ、尿道の下を通して尿道を支える。

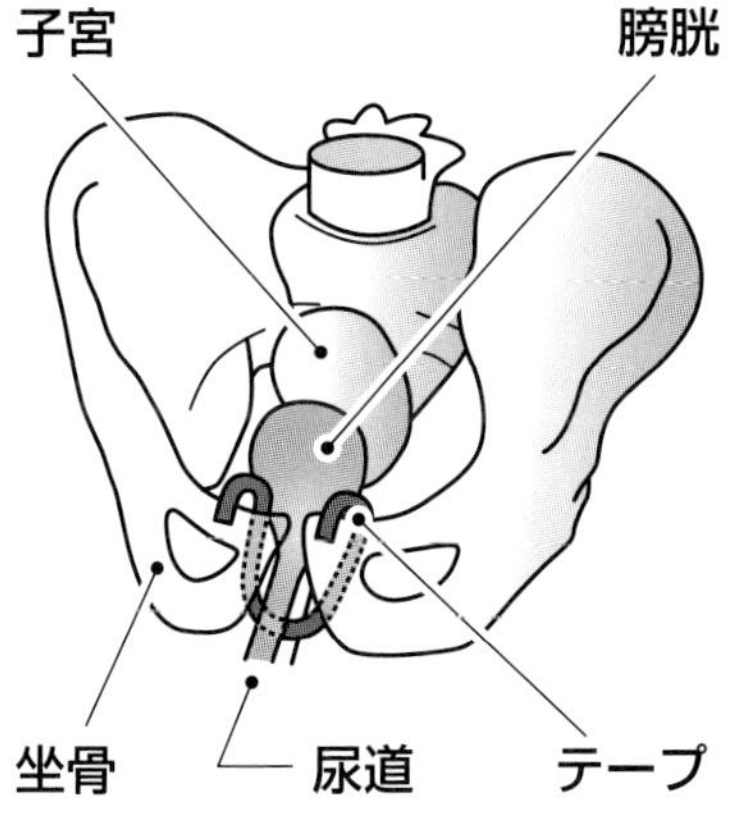
子宮
膀胱
坐骨
尿道
テープ

TOT 手術

テープを骨盤にある閉鎖孔から坐骨の裏に通して尿道を支える。

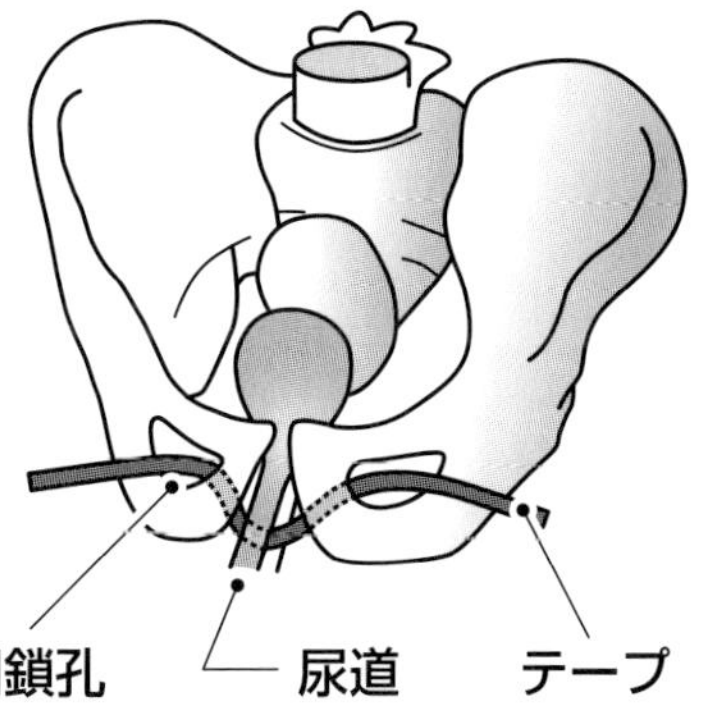
閉鎖孔
尿道
テープ

TFS 手術

テープをアンカー（クリップ）で恥骨下の尿生殖隔膜に装着して尿道を支える。

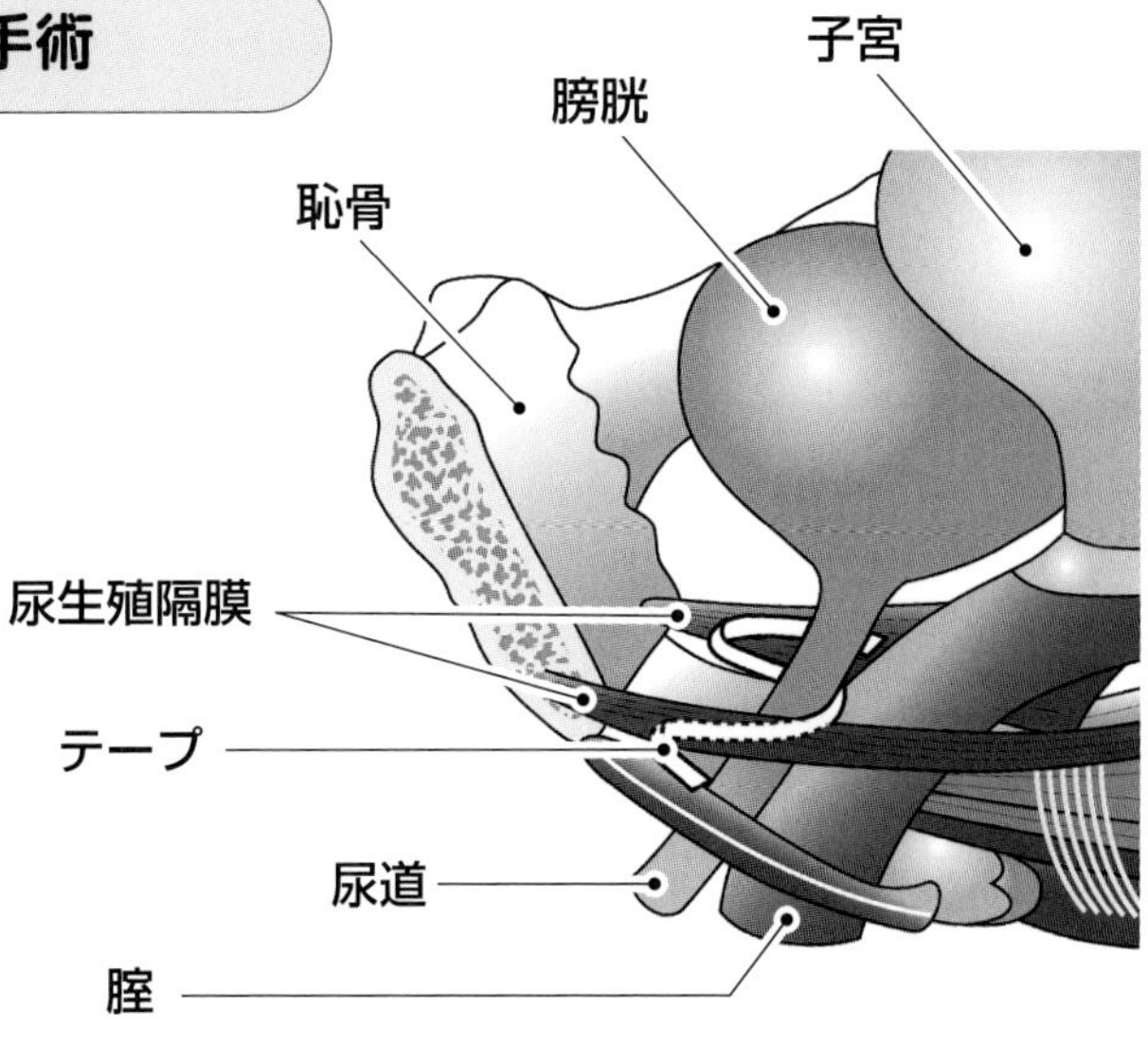
子宮
膀胱
恥骨
尿生殖隔膜
テープ
尿道
腟

過活動膀胱には膀胱の収縮を抑える薬を注射する「ボトックス治療」も有効で、2~3日で効果が現れて頻尿が防げる

2020年4月より公的医療保険が適用されるようになったのが「ボトックス治療（正式には、ボツリヌス菌毒素膀胱《ぼうこう》内注入療法という）」です。薬物療法ではなかなか治らない難治性の過活動膀胱に対して、大きな効果を発揮します。

ボツリヌス菌というと食中毒を起こす菌として知られていますが、実はボツリヌス菌が作る天然のたんぱく質であるA型ボツリヌス毒素には、過剰に収縮している筋肉をゆるめる作用があります。ボトックス治療は、精製したA型ボツリヌス毒素を少量、膀胱の筋肉に注射する治療法です。ボツリヌス菌そのものを注射するわけではないので、ボツリヌス菌への感染の心配はありません。

ボトックス治療の歴史は古く、50年ほど前にまぶたのけいれんに用いられたのが最初です。その後、顔面けいれんなどにも使用されるようになりました。過活動膀胱に対するボトックス治療は2000年に初めて海外で報告されました。A

型ボツリヌス毒素の筋弛緩《しかん》作用により、膀胱の異常な収縮を抑え、かつ膀胱を広げやすくし、尿をたっぷりとためられるようになることから、欧米ではすでに過活動膀胱の一般的な治療法になっています。

治療は、下半身麻酔、全身麻酔、膀胱局所麻酔のいずれかで行われます。膀胱鏡を用いて異常な収縮が生じている膀胱の筋肉に20〜30ヵ所ボトックス*を注射します。注射は10〜20分で終わります。その後、30分〜1時間ほど休んで、排尿状況などを確認して問題がなければ帰宅できます。ただし、患者さんの安全性の視点から、入院をすすめる医療機関もあります。

効果は通常、2〜3日後ぐらいから現れ、平均で8ヵ月〜1年間持続します。それ以降になると効果が弱まってくるので、再投与が検討されます。ボトックス治療をくり返し行った場合、ごくまれに体内に抗体が作られ、治療効果が低下してくることがあります。

主な副作用は、尿路感染、残尿の増加、尿閉（尿が出なくなること）です。また、一時的に血尿が見られることもあります。

とはいえ、ボトックス治療は効果と安全性がはっきりと確認された治療法なので、薬が効かずに困っている過活動膀胱の人にはおすすめです。

＊ A型ボツリヌス毒素を主原料とする薬のこと

重度の前立腺肥大症には内視鏡手術が行われ、最近では高齢者も安心の体への負担がより少ない手術が登場

前立腺《ぜんりつせん》肥大症（一般的に前立腺肥大ともいう）の治療では、まず薬物療法が行われます（118～121ページを参照）。**薬物療法で効果が不十分な場合には、手術が選択されることもあります。前立腺肥大症の手術として最もよく行われているのは、「経尿道的《けいにょうどうてき》前立腺切除術（TUR-P《ティユーアールピー》）」**です。内視鏡を尿道から挿入し、先端に付いた電気メスで前立腺を削り取る手術で、基本的には下半身麻酔で行われます。手術の所要時間は1～2時間で、術後約1週間で退院が可能です。

近年は**より低侵襲な術式として、「経尿道的ホルミウムレーザー前立腺核出術《かくしゅつ》（HoLEP《ホーレップ》）」も登場**しています。HoLEPはTUR-Pと同じ内視鏡手術ですが、電気メスではなく、**ホルミウムヤグレーザーという特殊なレーザー光が用いられます**。内視鏡を尿道から挿入し、レーザーファイバーと呼ばれる機器を前立腺の内側（内腺）と外側（外腺）の境めに入れ、レーザー光を照射して肥大した

前立腺のレーザー手術「HoLEP」とは

ＨｏＬＥＰは、尿道から内視鏡を挿入して行うレーザー手術。前立腺の内腺を外腺からはがし取るようにくりぬくため、出血がほとんどなく、日帰りできる場合もある。

❶ 内視鏡を挿入し、レーザー光を照射して前立腺組織をくりぬく。

❷ くりぬいた前立腺組織を膀胱内に移動させる。

❸ モーセレーターという器具で前立腺組織を細かく切り砕いて吸引し、体外に排出する。

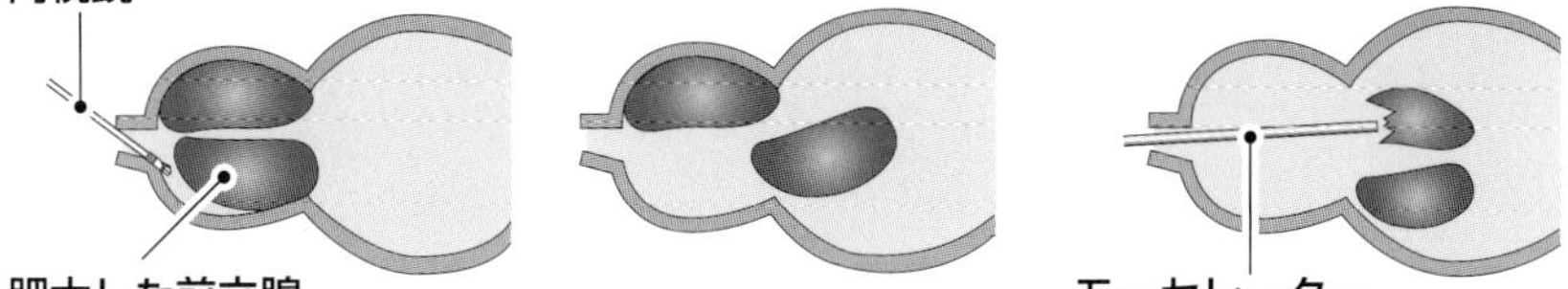

内腺をくりぬくのです。くりぬいた内腺は、別の機器で細かく切り、吸引しながら摘出します。

ＨｏＬＥＰは、内腺をメスで切り取るのではなく、レーザーで外腺からはがすように分離するため、**出血がほとんどありません**。そのため、**安全性が高く、合併症のリスクも低い**といえます。手術の所要時間は約2時間で入院期間は3〜5日です。術後の痛みも少ないため、**体力のない高齢者でも安心して受けることができます**。

低侵襲の術式としては、電気メスで前立腺をくりぬく「経尿道的前立腺核出術（ＴＵＥＢ）」や、レーザーを照射して肥大した前立腺を蒸散させる「経尿道的光選択的前立腺レーザー蒸散術（ＰＶＰ）」も普及しています。ただし、低侵襲の術式については実施している病院が限られているので、希望する場合は事前に調べてください。

解説者紹介（掲載順）

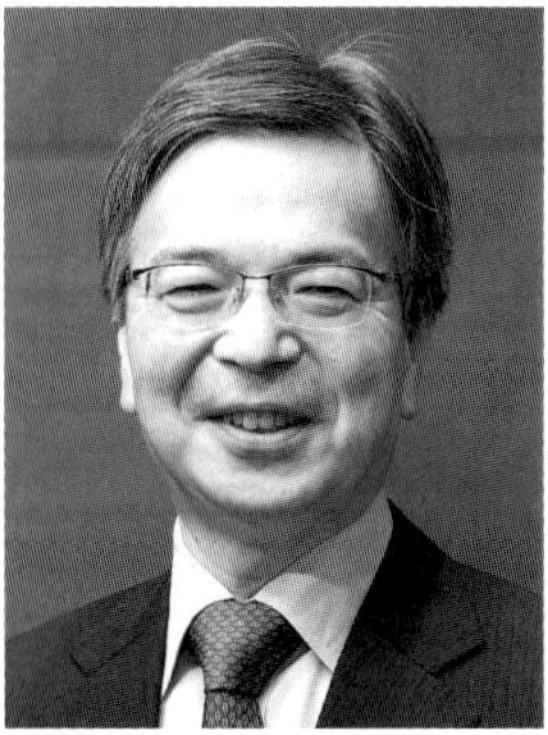

日本大学医学部泌尿器科学系主任教授
日本大学医学部附属板橋病院病院長

髙橋《たかはし》　悟《さとる》先生

1985年群馬大学医学部を卒業。米国メイヨークリニック・フェロー、東京大学医学部泌尿器科助教授などを経て2005年より現職（主任教授）。2014年より日本大学医学部附属板橋病院副病院長、2021年より現職（病院長）。日本泌尿器科学会前常任理事、日本老年泌尿器科学会理事長、日本排尿機能学会事務局長、日本性機能学会理事など要職を務める。

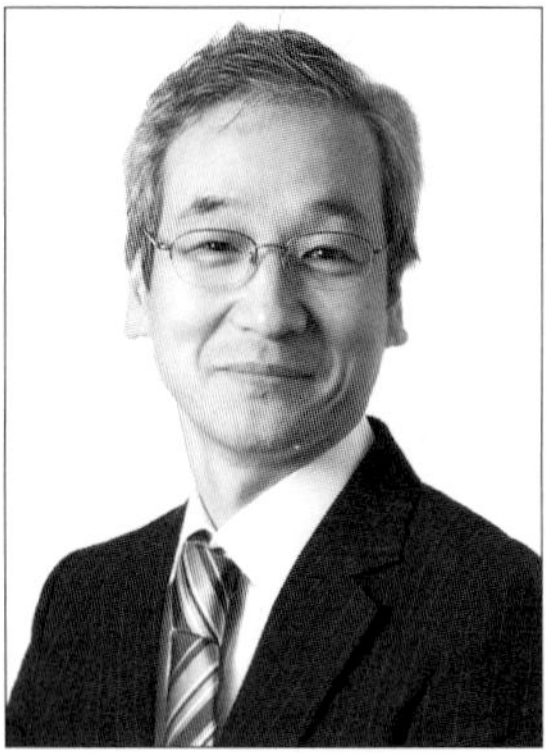

日本医科大学大学院医学研究科
男性生殖器・泌尿器科学教授

近藤《こんどう》幸尋《ゆきひろ》先生

日本医科大学を卒業後、米国ピッツバーグ大学医学部薬理学教室リサーチアソシエイトなどを経て現職。泌尿器科疾患のスペシャリストとして知られる。日本泌尿器科学会専門医・指導医。同学会専門医制度審議会委員、日本泌尿器内視鏡学会理事、日本老年泌尿器科学会評議員などを務める。

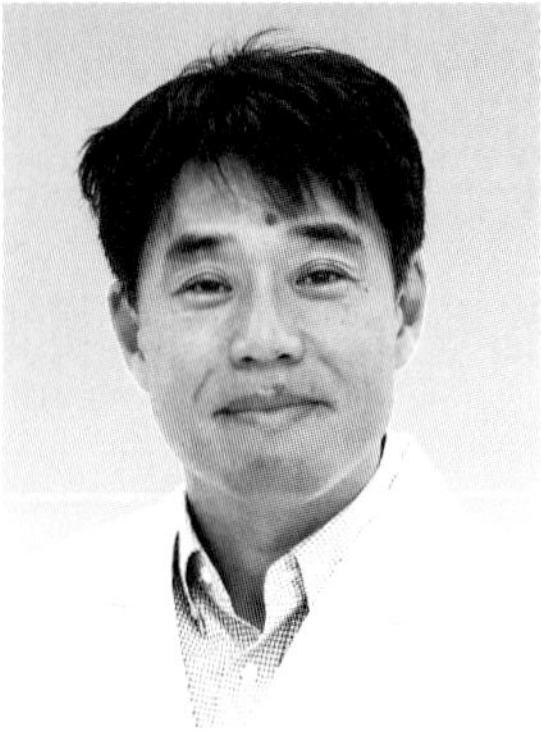

亀田総合病院ウロギネ科部長・ウロギネセンター長

野村《のむら》昌良《まさよし》先生

産業医科大学を卒業後、同大学助教、九州労災病院副部長などを経て2010年より現職。日本泌尿器科学会専門医・指導医。ウロギネコロジー専門医として、尿失禁や骨盤臓器脱の手術を行っている。尿トラブルに悩む女性向けのサイト「ウロギネねっと」を運営し、ウロギネコロジーの周知・理解のために幅広く活動を行う。

信州大学医学部泌尿器科学教室講師

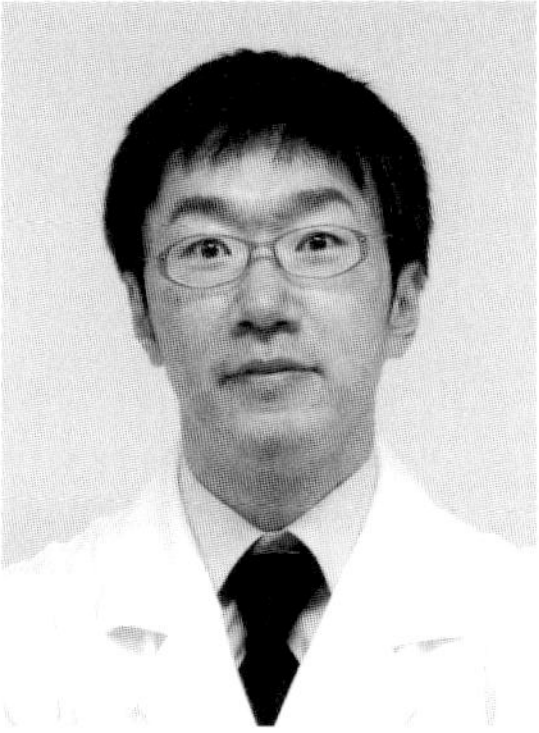

皆川《みながわ》倫範《とものり》先生

信州大学医学部を卒業。信州大学大学院修了後にベルギーのアントワープ大学で学位を取得し、2015年より現職。専門は、超音波医学、排尿生理学、再生医療、泌尿器科がん、内視鏡外科手術、漢方医学。日本泌尿器科学会専門医・指導医。日本排尿機能学会代議員を務める。

横浜市立大学大学院医学部泌尿器病態学講座客員教授
女性医療クリニックLUNAグループ理事長

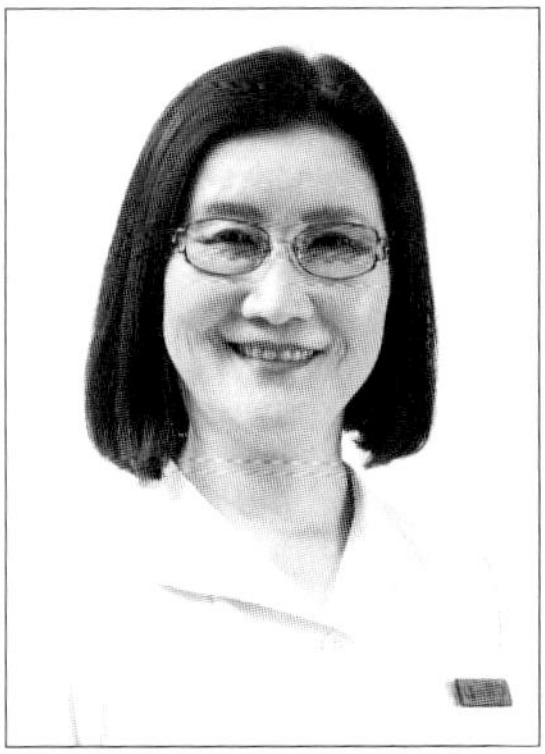

関口《せきぐち》由紀《ゆき》先生

山形大学医学部を卒業、横浜市立大学大学院医学部修了後、2005年に開業。女性医療のトップランナーとして知られる。日本泌尿器科学会専門医・指導医。東洋医学会専門医・指導医。日本排尿機能学会代議員、日本性機能学会理事などを務める。治療の傍ら、クリニックのホームページやYouTube、テレビなど多様な媒体で女性に有益な健康情報を発信している。

神奈川歯科大学教授
よこすか女性泌尿器科・泌尿器科クリニック院長

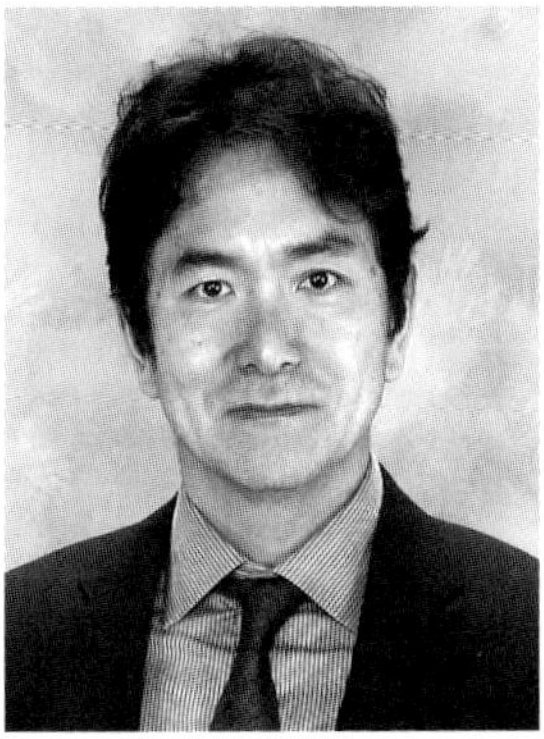

奥井《おくい》識仁《ひさひと》先生

東京大学大学院を修了後、米国ハーバード大学ブリガム&ウイメンズ病院にて女性泌尿器科の手術を習得。帰国後は日本の女性泌尿器科手術のトップランナーとして知られ、患者さんからの信頼も厚い。日本泌尿器科学会専門医。情報豊富なクリニックのホームページが大人気。

あとがき

かつての医療は、医師がすべてを決め、患者さんは「医師の決定に従うもの」というのが一般的でした。しかし、最近では「患者参加型医療」に変わりつつあります。患者参加型医療とは、患者さんが自分の病気や治療にかんして「すべて医師に任せる」のではなく、みずから情報収集するなど主体性を持って医療に参加することをいいます。

私は、こうした医療の変化は歓迎すべきことだと思っています。例えば、**頻尿や尿もれといった病気も、患者参加型医療のほうが確実によくなります**。なぜなら、医師による治療だけでは限界があり、患者さん自身が正しい知識を持って病気を理解し、日常生活の中で症状を悪化させないために自己管理を行うことが、絶対に必要だからです。**専門的な治療と患者さんの自己管理、この両輪がそろって初めて尿トラブルに打ち克《か》てる**のです。

本書をお読みのみなさんの中には、勇気を出して医療機関を受診した人もいるでしょう。また、本書を参考に、セルフケアを実践しはじめた人もいるはずです。一方で、セルフケアを行ってはいるけれど、効果がなかなか現れないからと取り組みをやめた人もいるかもしれません。

なかなか効果が実感できないと、やる気がなくなってしまいますよね。その気持ちはよくわかるのですが、もう少しだけ続けてみてください。そのために、「テレビを見ているときは、必ずこの体操をやる」「夜の読書中は足を上げておく」など、ふだんの生活の中でいつ何をやるかを決めて習慣化させてしまうのがおすすめです。習慣化してしまえば、ゴールは目の前!

「今日はいつもよりトイレの回数が少ないみたい……」

「あれ？　そういえば最近、尿もれをしなくなった」

ふと、効果に気づくときがきっと訪れるはずです。**最初からすべてを完璧《かんぺき》にこなさなくていいので、まずはできることから日常生活に取り入れましょう。**

本書が、みなさんが尿トラブルを克服する一助になることを願っています。

横浜市立大学大学院医学部泌尿器病態学講座客員教授
女性医療クリニックＬＵＮＡグループ理事長
関口由紀

頻尿・尿もれ
自力で克服!
泌尿器科の名医陣が教える
最新1分体操大全

2021年11月16日　第1刷発行
2024年2月8日　第14刷発行

編集人　前薗成美
シリーズ企画　飯塚晃敏
編集　わかさ出版／田代恵介
編集協力　オーエムツー／荻 和子　梅沢和子
装丁　下村成子
本文デザイン　赤坂デザイン制作所
イラスト　魚住理恵子　萱 登祥　デザイン春秋会
撮影　石原麻里絵（fort）
モデル　中川朋香
発行人　山本周嗣
発行所　株式会社文響社
〒105-0001　東京都港区虎ノ門2丁目2－5
共同通信会館9階
ホームページ　https://bunkyosha.com
お問い合わせ　info@bunkyosha.com
印刷・製本　中央精版印刷株式会社

ISBN 978-4-86651-435-2

本書は専門家の監修のもと安全性に配慮して編集していますが、本書の内容を実践して万が一体調が悪化する場合は、すぐに中止して医師にご相談ください。また、疾患の状態には個人差があり、本書の内容がすべての人に当てはまるわけではないことをご承知おきのうえご覧ください。